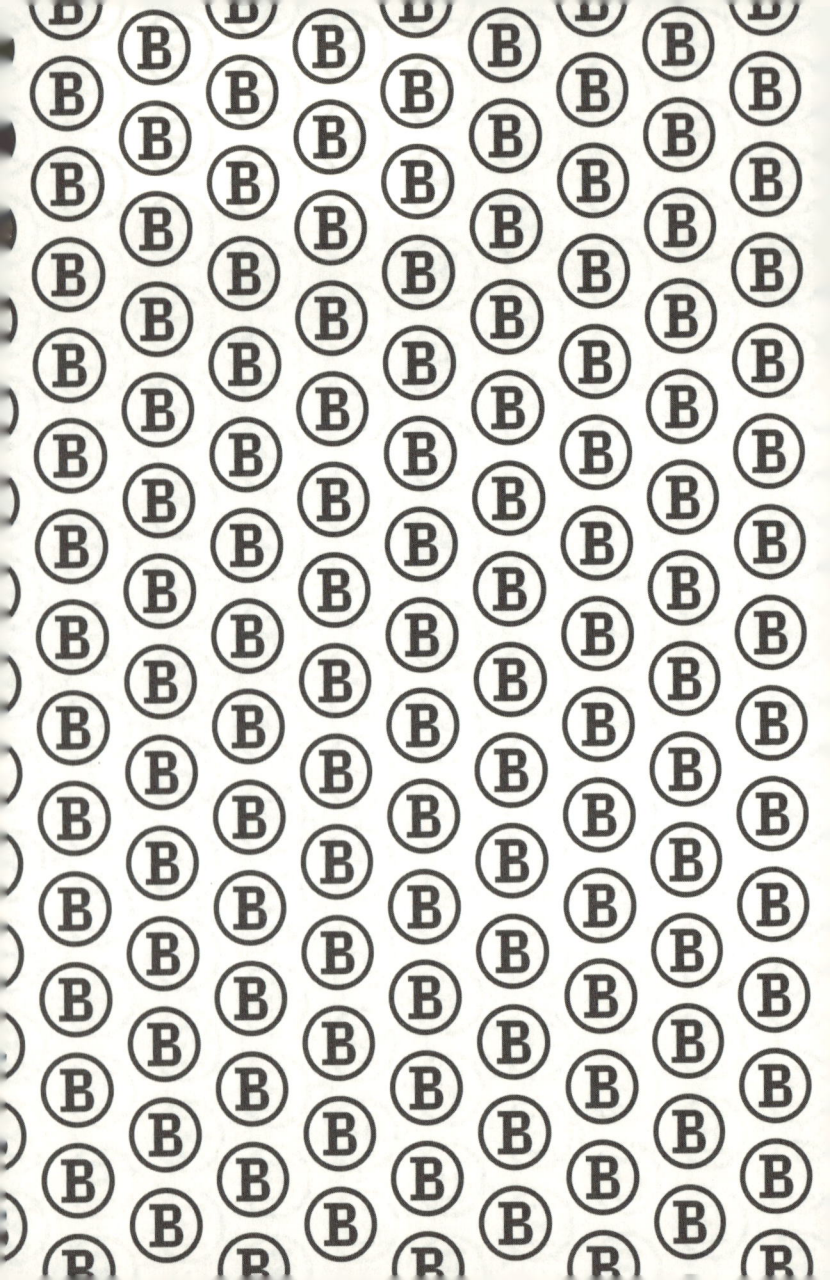

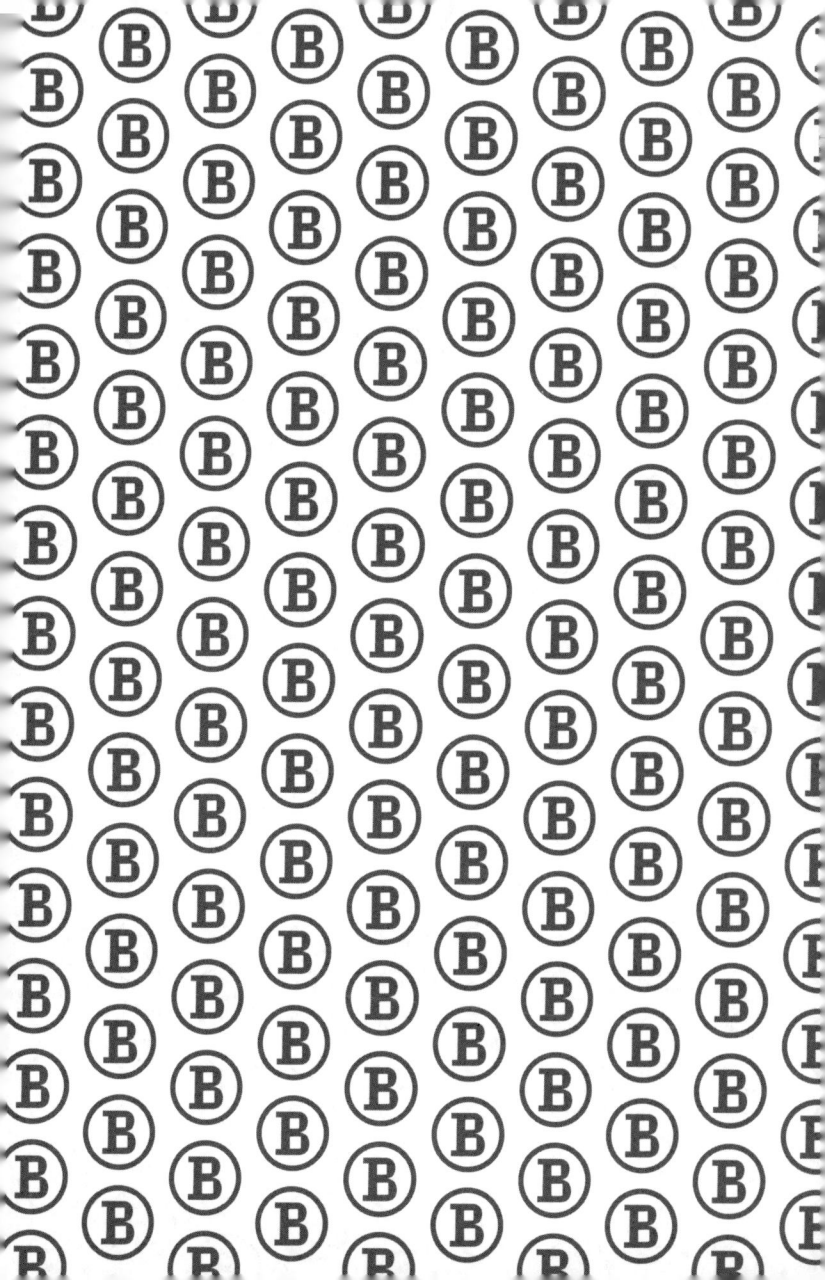

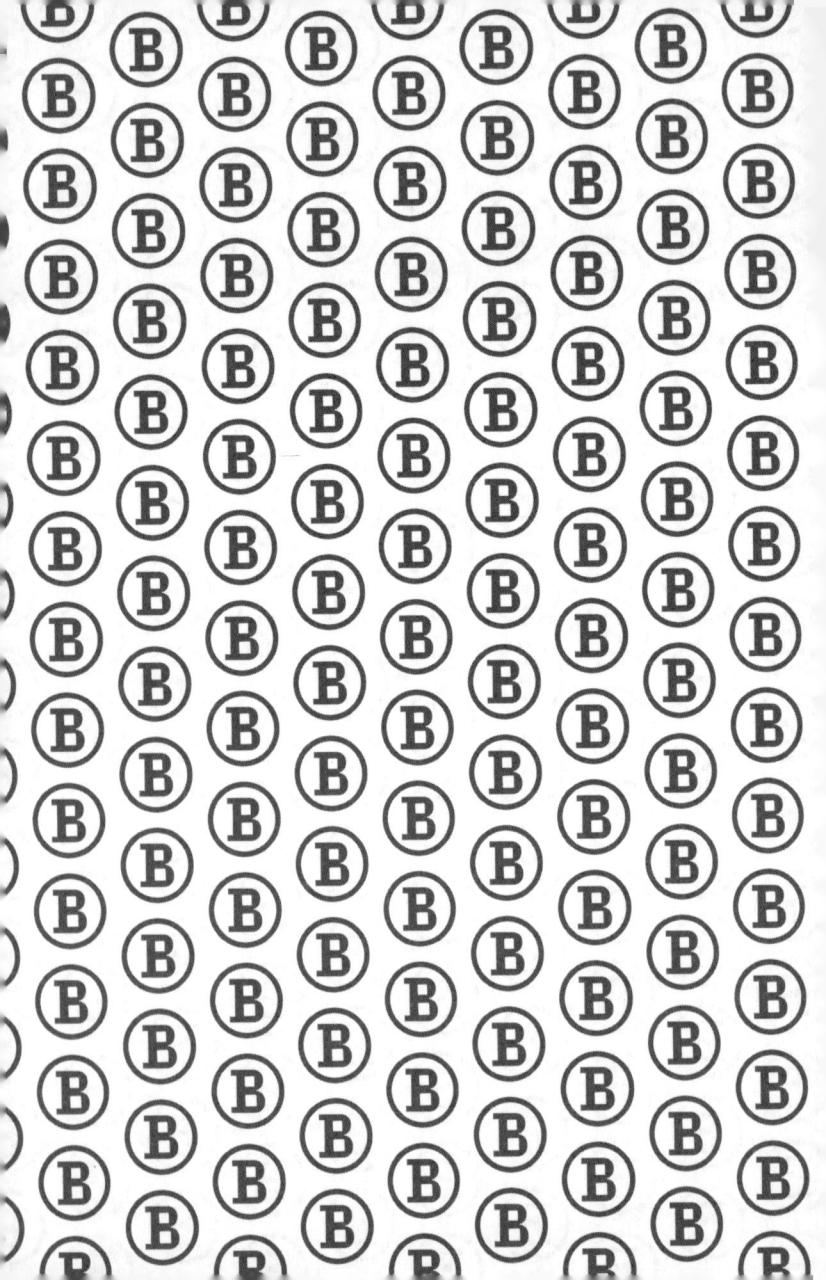

La madre incompleta

BELLATERRA EDICIONS | BIBLIOTECA CIUDADANA

BEL OLID

La madre incompleta

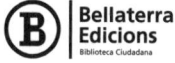

Bellaterra
Edicions
Biblioteca Ciudadana

Director de colección: Manuel Delgado
Diseño de la colección: Dani Rabaza (Münster Studio)
Diseño original: Joaquín Monclús
Ilustración de la cubierta: Dani Rabaza

Primera edición de Bellaterra Edicions, septiembre 2025

Título: *La madre incompleta*
Título original: *La mare incompleta*

Corrección de Manuel Azuaje Reverón
Traducción de Bel Olid

KULT COOP

Bellaterra Edicions (Cultura21, SCCL)
C. de la Foneria, 5-7, bajos / 08243 Manresa
www.bellaterra.coop

Para la creación de este libro, Bel Olid disfrutó de la beca Barcelona Crea 2021,
la beca Montserrat Roig 2022 y la Beca Finestres de ensayo en catalán 2022.

ISBN: 979-13-87639-29-7
Depósito legal: B 15938-2025

Impreso por Cevagraf SCCL en Rubí

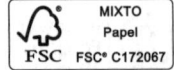

Para Ília

En 1978 se vendió el nacimiento de Louise Brown, el primer nacimiento de una persona concebida *in vitro*, como el comienzo de una gran aventura en la reproducción humana. Pero, en realidad, la aventura había comenzado mucho antes: el primer embarazo (el resultado positivo de una prueba bioquímica se considera embarazo, ambas rayas en el predictor) logrado por la FIV había sido cinco años antes en Australia; duró solo una semana antes de que se produjese un aborto espontáneo. Y es clave saberlo a la hora de consultar las cifras de éxito de las clínicas: aunque todas ellas reportan más del 90 % de éxito en los embarazos (99 % si la FIV se realiza con donación de óvulos), no dicen en ninguna parte que esos embarazos lleguen a término.

Barcelona es una especie de paraíso para la reproducción asistida: hay una infinidad de clínicas y muchos profesionales con larga experiencia y prestigio internacional. De hecho, la primera criatura nacida en el Estado español por fecundación *in vitro* nació en la clínica Dexeus de Barcelona en 1984. Además, contamos con uno de los marcos legislativos más laxos de Europa; para empezar, a diferencia de muchos países de la Unión Europea, es legal que accedan a la reproducción asistida las parejas no cishetero y las mujeres solteras[1]. Pero la gran mayoría de las personas que utilizan estas técnicas son parejas cishetero que lo han intentado de la manera «tradicional» y no lo han conseguido, por lo que el acceso igualitario (con mil matices que iremos viendo) a estas técnicas no es la razón que ha hecho florecer la industria de la reproducción. Según un artículo de *El*

---

1   En la práctica, las personas no binarias y los hombres trans también pueden someterse a técnicas de reproducción asistida, aunque si has cambiado la mención del sexo en tu DNI debes superar algunos obstáculos para lograrlo. Los datos disponibles sobre reproducción asistida se refieren exclusivamente a mujeres cisgénero. Prácticamente no hay estudios sobre la fertilidad de personas no binarias y hombres trans que hayan seguido tratamientos hormonales. Pero Rosa Almirall, ginecóloga y promotora del servicio Trànsit y que conoce a la mayoría de casos de hombres trans que quieren gestar en Cataluña, afirma que en su experiencia los datos obtenidos de mujeres cis son extrapolables a hombres trans aunque hayan seguido tratamientos hormonales (obviamente, si no se han hecho una histerectomía o cualquier otra intervención que impida su capacidad de gestar). A partir de ahora hablaré de «mujeres» para referirme a «mujeres cisgénero», teniendo en cuenta en todo momento que gran parte de la información es aplicable a cualquier persona con potencial para gestar.

País (de 7 de marzo de 2020), el Estado español es el primer país de Europa y el tercero del mundo en nacimientos por reproducción asistida: el 10 % de las criaturas nacen así.

Cuando has estado tratando de quedarte embarazada durante años y no puedes, parece que «embarazo» comporte necesariamente «futuro bebé en casa». La experiencia te lo confirma: tus amigas han anunciado que estaban embarazadas, has visto crecer sus vientres y, en la mayoría de los casos, han tenido un bebé sano. Pero las amigas, siguiendo los consejos de los profesionales, han esperado a pasar el umbral de la semana doce de embarazo para anunciártelo, porque es durante ese primer trimestre cuando hay un mayor número de pérdidas gestacionales, y la mayoría de ellas no te lo dijeron cuando empezaron a buscar el embarazo. La vergüenza, la sensación de fracaso y el dolor que deja en muchas mujeres el no lograr un embarazo y, más aún, el sufrir un aborto espontáneo, unido a la minimización que se hace de este dolor, hacen que tanto los problemas de fertilidad como los embarazos que no llegan a término sean completamente invisibles.

Las clínicas aprovechan el silencio en torno al aborto para reforzar la confusión, y basan las cifras de éxito que publican en la cantidad de positivos bioquímicos que logran, pero se mantienen los datos menos optimistas que más importan: los del porcentaje de criaturas nacidas vivas. Sin embargo, podemos consultar los datos de la Sociedad Española de Fertilidad, que son más esclarecedores. Si bien el número de embarazos logrados por FIV es similar en todas las edades y sobrepasa, de hecho, el 90 %, los que avanzan son muchos menos. Con óvulos propios, solo el 34,6 % en mujeres menores de 35 años, el 26,3 % en mujeres de 35 a 39 años y el 11,8 % en mujeres mayores de 40 años.

No es el único tabú del que se aprovechan: la mayoría de las personas que llevan años sometiéndose a técnicas de reproducción asistida y no han conseguido tener ninguna criatura viva deciden ocultarlo. Por lo tanto, normalmente solo conocemos las historias que terminan con al menos una criatura viva y, sin quererlo, abonamos el terreno para que la publicidad pueda ser engañosa sin que sea posible afirmar que los datos son falsos.

Las clínicas de reproducción asistida se anuncian con eslóganes como «Cumple tu sueño de ser madre con fecundación *in vitro*» (Eugin), «Técnicas avanzadas de laboratorio para cumplir tu sueño» (Instituto Marqués), «Cumple tu sueño con un excelente equipo de ginecólogos utilizando tecnología de vanguardia» (IVF Barcelona), «Te ayudamos a encontrar la mejor solución para cumplir tu sueño de ser madre» (Dexeus). «Ser madre» es un sueño y la ciencia lo hará realidad. Todo ello reforzado con fotografías de mujeres sonrientes y bebés preciosos. Suena fácil, ¿no? Ven a nuestra clínica y saldrás con un bebé debajo del brazo.

Lo que no se ve en las fotografías, sin embargo, es el sufrimiento que puede conllevar el proceso. Un proceso que, aunque en el mejor de los casos culmine con un bebé vivo, supone pagar un precio muy alto. El primer coste es el económico, y es tan obvio que muchas clínicas incluyen ofertas (dos o incluso tres inseminaciones al precio de una, por ejemplo) o financiación (págalo a plazos). La inseminación artificial más asequible cuesta alrededor de 750 €, y una *in vitro* con donación de óvulos y análisis de viabilidad de embriones puede costar 10 000. Eso es por ciclo, y las tasas de embarazo más altas ocurren en el tercer ciclo. Lo más terrible es que, si decides financiar tres ciclos de FIV (que son más de 30 000 €) y no consigues ningún embarazo que fructifique, puedes pasar años pagando la deuda que has contraído con la ilusión de tener una criatura que nunca ha llegado. Ese es el caso en casi el 60 % de las mujeres mayores de 40 años (y casi el 90 % si hablamos de FIV con óvulos propios).

El coste económico es, además de una carga personal para quien tiene que afrontarlo, un problema social de acceso a estas técnicas. La sanidad pública cubre el acceso a mujeres de hasta 40 años, con un máximo de 6 inseminaciones con semen de donante (4 si es de la pareja) y tres ciclos de FIV, siempre que no tengan hijos en común con la pareja actual (si tienen pareja). La edad a la que las personas deciden (o pueden decidir) tener hijos es cada vez más avanzada, por lo que es relativamente fácil plantarse en los 40 años antes de detectar la necesidad de recurrir a la reproducción asistida. De ahí las ofertas de financiación que hacen las clínicas privadas: saben que muchas personas que quieren intentarlo y no pueden permitírselo no tendrán acceso a la sanidad pública.

Pero más allá de los costes económicos, también están los físicos y emocionales. Las dificultades para que los embriones se implanten, las pérdidas gestacionales o las montañas rusas hormonales son el pan de cada día cuando se utilizan estas técnicas, pero la propaganda no habla de ellas, y en las clínicas, aunque están obligadas a hacerlo por ley, rara vez informan. Parece que el fin (tener un bebé) no solo justifica los medios, sino también todo el sufrimiento que puede costar alcanzarlo.

La madre incompleta aborda la complejidad de los procesos de reproducción asistida y todos estos costes ocultos con una tesis subyacente: actualmente no es posible tomar una decisión verdaderamente informada antes de iniciar el proceso. Ni las autoridades sanitarias públicas ni las privadas proporcionan información detallada sobre cómo será el proceso o los efectos que tendrá. Los riesgos de las intervenciones se minimizan y se comentan como si tuvieras que someterte a ellos una única vez, cuando en la mayoría de los casos será un mínimo de tres. En ningún caso se informa de los efectos emocionales ni de las consecuencias que puede tener en la vida de una pareja (en el caso de que sea una pareja la que se somete al proceso).

Con los datos a mano, pero sobre todo con la tormenta de emociones que supone meterse en un proceso que sabes cómo empieza, pero no cómo acabará, este libro es un intento de llenar los silencios que nos hemos impuesto como sociedad. No pretendo dar respuestas ni juzgar las opciones de nadie; simplemente tengo que transmitir de alguna forma el regalo que me han hecho tantas personas al contarme una parte muy íntima de sus vidas. Durante años he hablado con mujeres cis, sobre todo, pero también con personas no binarias y con hombres trans que han pasado por procesos de reproducción asistida. Encontraréis más de cincuenta testimonios que, en realidad, condensan vivencias de cientos de personas que me las han contado durante los cuatro años que ha llevado escribir el libro. Hay caminos de todo tipo, desde varios puntos de vista, a veces opuestos. Porque, si bien todas las historias tienen puntos en común, la forma en la que cada persona las ha vivido tiene mil matices.

Gracias a todas las que os habéis abierto en canal y me habéis contado vuestras ilusiones, vuestros dolores. Creo que nos hacía falta hablar de ello.

No me imaginaba la peste. Me duchaba constantemente, dos o tres veces al día. Si estaba en casa, más.
Lo hacía por la peste, que se me hacía insoportable.
Pero creo que también para tratar de borrar el dolor.
El de fuera y el de dentro. Todas las mañanas una in-
yección, óvulos vaginales y píldoras orales cada pocas
horas, parches hormonales que se tenían que cambiar
tres veces por semana. Tenía la tripa llena de morados
de las inyecciones, llena de la roña negra del pegamen-
to de los parches, imposible de lavar.

Gané veinte kilos. Y mil más si contamos el peso del
neceser con la medicación; tenía que llevarla siempre
encima. Si me hubiera olvidado de ella un solo día, habría echado a perder un ciclo entero. Organizaba mi
vida en torno a la medicación, a las visitas a la clínica.
No bebía ni una gota de alcohol, tenía miedo de ir a
bailar, evaluaba todo lo que comía según si podía ayudar

a un posible embarazo o no. Tuve dos embarazos. En el segundo llegué a parirlo de ocho meses, muerto.

Aunque durante cinco años me cambiaba el salvaslip cada media hora para no ensuciarme tanto, cuando decidí dejarlo tiré toda mi ropa interior, camisetas, incluso algunos pantalones. Tenían aquel hedor.

El otro día, saliendo del trabajo, pasé por delante de una librería. Estaba una autora que me encanta y entré. Fue tan fácil como decidirlo y avisar a mi marido de que llegaría tarde. No tenía que pincharme, ni tomarme nada, ni ponerme ningún óvulo. No lo había planeado y podía pasar unas horas más fuera de casa, ya no me medicaba. Me sentí libre.

Mujer, 44, 5 años de tratamiento, 13 *in vitro*, 2 pérdidas perinatales, ningún hijo vivo.

a

El lado positivo de que se te muera el bebé cuando aún no ha nacido, especialmente al principio del embarazo, es que no tienes que soportar las miradas horrorizadas de nadie. La mayoría no lo sabe, y quien sí lo sabe no se hace cargo, y quien se hace cargo es porque ha pasado por ello. Si no han pasado por ello no se horrorizan porque haya muerto el bebé, porque creen que el bebé no ha existido nunca. O que ha existido muy poco, más en tu imaginación, más como una proyección que como una realidad tangible, porque solo lo has tocado tú, y ni siquiera con las manos. Quienes sí que han pasado por ello, en cambio, saben que la criatura ha existido y saben también la extensión del horror, pero no te lanzan una mirada horrorizada, sino una mirada de reconocimiento, de ternura, de dolor latente que se activa en contacto con el tuyo. Una mirada que es abismo y caricia, que busca consuelo y comodidad, una mirada que es como un jersey suavísimo en medio del invierno más frío que vivirás jamás. O quizá el invierno más frío que vivirás jamás ahora es tu vida, y tienes que ir acostumbrándote, tú que siempre has sido más de verano. Y cuando ya no puedes más llamas a una amiga jersey, que hasta ahora quizá ni siquiera sabías que lo era, y os abrigáis mutuamente.

Fueron dos años muy duros. Iba a la clínica tan a menudo que parecía que fuera una parte más de mi trabajo. Llegaba, me abría de piernas, me trasteaban, me limpiaba y me iba a trabajar. Durante ese tiempo, sin darme cuenta, me desvinculé totalmente de mi cuerpo. Sentía los cambios que producían las hormonas, sentía las manos de los médicos por dentro y por fuera, pero fingía que no iba conmigo. Era solo el aparato reproductivo. Como si fuera al mecánico a que me arreglasen el coche; había que hacerlo, lo hacía, pagaba, cruzaba los dedos para que funcionase.

Dejé de tener relaciones sexuales con mi pareja. Yo no las iniciaba nunca, me encogía si notaba que se me acercaba demasiado. Él sabía leerme y me dio la distancia que necesitaba. Incluso un poco más; dejó de abrazarme.

No me miraba al espejo. Sabía que estaba engordando, cambié de talla varias veces, en la clínica me pesaban una vez por semana. Me corté el pelo muy corto, un problema menos. No me miraba al espejo ni para peinarme. No era solo porque no me reconocía; venía de más adentro. Rechazaba el cuerpo, como si así pudiese rechazar el dolor que sufría.

Después de que naciese nuestro hijo, seguí cerrada mucho tiempo. Al cabo de un tiempo, mi pareja y yo nos separamos. Somos buenos amigos y compartimos la crianza, pero algo de nuestra intimidad, de nuestro espacio de complicidad, se rompió durante esos años en los que el único objetivo era el embarazo, a cualquier precio.

Un día, de repente, tuve ganas de sentir placer. Me dieron ganas de que me tocasen, de que me deseasen. Sentí deseo. Estoy recuperando el cuerpo, reconectándome con él. Es como si volviera a ver en color, o como si volviera a tener sentido del olfato, y antes ni siquiera me hubiera dado cuenta de que lo había perdido.

Adoro al hijo que tenemos, pero no volvería a pasar por todo aquello por nada del mundo. Creo que tendrían que informarnos mejor sobre las consecuencias emocionales, además de las físicas, antes de empezar. Creo que deberíamos hablar más del tema.

Mujer, 43, dos abortos espontáneos durante el primer trimestre, un hijo vivo.

El desarrollo de la sexualidad y la capacidad de pro-creación están directamente vinculados a la dignidad de la persona y al libre desarrollo de la personalidad y son objeto de protección a través de distintos derechos fundamentales, señaladamente, de aquellos que garantizan la integridad física y moral y la intimidad personal y familiar. La decisión de tener hijos y cuándo tenerlos constituye uno de los asuntos más íntimos y personales que las personas afrontan a lo largo de sus vidas, que integra un ámbito esencial de la autodeterminación individual. Los poderes públicos están obligados a no interferir en ese tipo de decisiones, pero, también, deben establecer las condiciones para que se adopten de forma libre y responsable, poniendo al alcance de quienes lo precisen servicios de atención sanitaria, asesoramiento o información.

Preámbulo de la Ley Orgánica 2/2010, de 3 de marzo, de salud sexual y reproductiva y de la interrupción voluntaria del embarazo.

La verdad es que fue muy fácil. Nos hizo de donante un amigo. Como tengo ciclos muy regulares, sabíamos qué días era fértil. Le invitamos a casa con su pareja, cenamos, bebimos un poco… Estábamos todos nerviosos, pero también era muy emocionante. Él y su compañero se quedaron en el comedor y mi mujer y yo nos fuimos a la habitación. Cuando tuvieron «la muestra» llamaron a la puerta de nuestra habitación y nos la pasaron. Seguimos más o menos las instrucciones que habíamos encontrado en Internet sobre la autoinseminación y, después del *jeringazo*, seguimos haciendo el amor.

Cuando llegó la regla me desanimé bastante, pero lo habíamos hablado mucho y los cuatro sabíamos que era difícil que funcionase a la primera. Volvimos a intentarlo dos meses más, esta vez durante tres días consecutivos para aumentar las posibilidades. Al tercer mes me quedé embarazada.

Inscribir a nuestro hijo en el registro fue un poco complicado, de hecho tuvimos que falsificar un papel, porque a pesar de estar casadas no aceptaron inscribirle como hijo de mi mujer sin el papel de la clínica (que no habíamos usado). Una amiga abogada nos ayudó con un certificado que se sacó de la manga y que coló.

Nuestro amigo donante es el padrino del niño; es una presencia especial en la familia, pero no se considera su padre en absoluto. Cuando sea más mayor, si pregunta, seguramente le diremos cómo lo hicimos.

Algunas amigas que también quieren tener hijos tienen mucho miedo de usar un donante conocido porque más adelante podría reclamar la paternidad y tener derecho a ver al niño e implicarse en su vida. Pero, hasta en el caso de que nos sucediese eso ¿sería tan terrible?

Ahora mi mujer quiere gestar a nuestro segundo hijo y usaremos el mismo método. Nos gusta la idea de que compartan una parte genética, aunque sabemos que es absurdo que nos emocione que sean hermanos de «sangre». Somos una familia, ambas somos las madres de nuestro hijo, y quién puso el óvulo o el espermatozoide no importa.

Mujer, 36 años, siete autoinseminaciones, un hijo vivo.

b

La parte negativa de que se te muera la criatura cuando todavía no ha nacido, sobre todo si es al principio del embarazo, es que los que no lo han vivido te dicen cosas insultantes y estúpidas e inaceptables, como «tranquila, ya tendrás otra». Al principio haces una lista de quienes te dicen eso y esperas pacientemente a que se muera su marido, su madre, su queridísimo perro, si es alguien que ama a su perro de la forma en la que aman a los perros algunas personas, o su hijo precioso que acaba de cumplir diez años, en el caso de que tenga un hijo y el hijo en cuestión no se haya muerto antes de nacer, haya vivido para cumplir años y la persona que ahora te dice «tranquila, ya tendrás otra» le pueda cocinar su plato favorito por su cumpleaños porque el niño ha podido aprender a comer, ha podido probar los macarrones y la pizza y el brócoli y el estofado, y ahora tiene un plato favorito que le gusta que le cocinen por su cumpleaños. Esperas pacientemente a que se le muera ese hijo precioso y vivo y radiante, y un poco pesado, también, como son pesados los hijos de los demás, sobre todo si se te acaba de morir una criatura, haya o no nacido, para decirle, crees que muy relajada y no rabiosa y completamente elegante, sin mover una pestaña, porque habrán pasado muchos años y estarás bien, ¿verdad, que algún día, en el futuro, dentro de muchos años, estarás bien?, esperas pacientemente para decirle, entonces, «tranquila, ya tendrás otro». Haces la lista y esperas el momento, pero cuando llegue el momento, porque tarde o temprano a todo el mundo se le muere alguien a quien ama, no se lo dirás, porque no eres imbécil.

Cuando mi pareja y yo decidimos tener un hijo estábamos radiantes. Nos imaginábamos cómo sería nuestra vida pasados nueve meses, qué haríamos con el bebé… Éramos jóvenes y pensamos que sería rápido. Fueron seis años de inseminaciones, que íbamos repartiéndonos. A veces las sufría ella, a veces las sufría yo.

En medio del proceso, por conexiones personales, nos ofrecieron adoptar a una niña a la que su madre no podía atender. La tuvimos en casa seis semanas, hasta que la madre biológica se echó atrás en la adopción y la niña volvió con ella. Ahora sabemos que la niña está bien, la madre ha resuelto sus problemas y puede encargarse de ella. Pero en aquel momento fue devastador. Decidimos hacer un viaje. Llorábamos, paseábamos, bebíamos, reíamos, llorábamos. Lo superamos porque éramos un equipo, lo vivíamos juntas. Al cabo de un tiempo volvimos a intentar la *in vitro*. Finalmente, mi pareja quedó embarazada.

Cuando la niña tenía un par de años, adoptamos a nuestro hijo. Nos daba mucho miedo que volviera a pasar lo mismo que con la otra adopción, pero esta vez salió bien. Nuestros hijos se llevan un año y son inseparables. Parecen almas gemelas, es increíble. La gente que no conoce la historia cree que son hermanos de sangre, porque se parecen mucho físicamente. Yo creo que estaban predestinados a crecer juntos.

Somos muy felices, ahora. Fue un proceso largo, muy duro, que no esperábamos, pero en cambio la crianza está siendo maravillosa. No sé si volveríamos a pasar por los tratamientos, pero no nos arrepentimos en absoluto de haberlo hecho.

Mujer, 41 años, seis años de tratamientos, ningún embarazo, dos hijos vivos.

Si fuera donante, sería donante de mi madre, no mío. De mi madre es el vendedor de semen. De mí, es mi padre biológico. Yo tengo muy claro quién es mi familia: mi familia es mi madre. Y somos una familia completa, y ese señor no es mi familia, pero sí que es mi padre biológico. Forma parte de mi identidad, nací de esa persona. Es que la mitad de mí *és* el.

Maria Sellés en el programa de TV3 *Vull saber d'on venen els meus gens*, en <https://www.ccma.cat/3cat/vull-saber-don-venen-els-meus-gens/noticia/3214364/>.

No tenía pareja y la forma más fácil parecía ser inseminarme con esperma de un donante anónimo. No salió bien y me recomendaron *in vitro*. No llegamos a hacer la transferencia porque los cuatro embriones murieron al descongelarlos. Entonces, me recomendaron que también usara una donante de óvulos. La primera transferencia no funcionó, mis dos hijos, gemelos, nacieron de la segunda. Ser madre soltera de gemelos no es fácil.

Me he preguntado muchas veces si las decisiones que he tomado son las correctas. Por qué no intenté adoptar antes de gestar, y si tenía que contribuir al negocio de las clínicas de fertilidad privadas. La seguridad social solo te tiene en cuenta si no pasas de cierta edad, el número de intentos posibles es bajo y hay mucha lista de espera. Yo me lo podía permitir y ha resuelto mi problema personal, pero colectivamente todavía tenemos un problema de grave desigualdad en el acceso a las técnicas de reproducción asistida. Además, hay ciertas pruebas que pueden ayudarte a tener éxito que solo se hacen en la privada.

Por otro lado, aceptar que necesitaba una donante de óvulos fue duro. No solo porque no sería mi hijo genéticamente, sino también porque he pasado por el proceso de extracción, que es un trastorno, y sé que hay muchas chicas jóvenes que lo hacen por la (pequeña) compensación económica que se les ofrece.

¿Es ético lo que hacemos? Las personas que tenemos dificultades para tener hijos, ¿debemos resignarnos y ya está? ¿No sería más lógico adoptar a las criaturas que ya existen en el mundo y no tienen familia?

Me moría de ganas de ser madre, el proceso para quedarme embarazada fue mucho más largo y mucho más difícil de lo que esperaba, criar a dos gemelos sola es agotador y sigo teniendo dudas sobre si he hecho lo correcto. Siempre llego a la misma conclusión: el deseo de ser madre, de sentir lo que veía que sentían las mujeres que me rodeaban, tener una vida dentro, verla nacer, pasó por encima de todo lo demás.

Cuanto más crecen los niños, más fácil se vuelve todo. Tal vez sea egoísmo, pero cuando los abrazo siento que todo lo demás da lo mismo. Para mí, ahora mismo, el fin justifica los medios.

Mujer, 39 años, tres años de tratamiento, dos hijos vivos.

c

Has sido imbécil. Incluso es posible que alguna vez se lo hayas dicho a alguien, sin darle importancia, o dándole importancia pero queriendo quitarte de encima el dolor ajeno, porque el dolor es difícil de acompañar cuando no es tuyo y no quieres acompañarlo, quieres que desaparezca para no tener que acompañarlo, así que es posible, no lo recuerdas pero no puedes jurar que no lo hayas hecho, podría ser que lo hubieras dicho: «Tranquila, ya tendrás otra». No porque quisieras ser imbécil, sino para darle esperanza; puede que no hayas dicho eso exactamente, pero puede que le hayas contado la historia, y eso lo sabes casi seguro, que has contado esa historia cuando no tocaba, puede que le hayas hablado de tu amiga que perdió tres hijos seguidos pero ahora tiene dos la mar de hermosos y «qué alegría», y «sana sana culito de rana» y ya está, «a vivir que son dos días y tampoco es para tanto», y «tranquila porque ha tenido otros», así en plural y todo. Eso, que no es para tanto, no lo dijiste, seguro, pero lo pensaste, o si no lo pensaste lo sentiste muy adentro, «ay qué pena, venga vamos a cambiar de tema ya».

Tuvimos que ir a la privada, porque en la pública como éramos jóvenes y solo lo habíamos estado intentando durante un año no nos querían hacer ninguna prueba. Tenía muy buena reserva ovárica, pero a mi marido le detectaron oligosperma y la única forma era hacerlo *in vitro*. Yo habría preferido adoptar, pero para él era muy importante que el niño fuera «suyo».

Al principio era muy raro abrir las piernas tantas veces para que me mirasen los ovocitos, pero terminé acostumbrándome. Me ajustaron muy bien la medicación y no tuve que tomarla mucho tiempo. Me extrajeron diecinueve óvulos, pero solo uno se convirtió en blastocisto. Por suerte, funcionó y tuvimos una hija.

Después de tres años, lo intentamos de nuevo. Me gustaba mucho la maternidad, sentía que a nuestra hija le iría bien tener un hermano y me apetecía volver a gestar. El proceso no funcionó y, de hecho, nos sumió en una crisis grave. Él se sintió aliviado de que no hubiera funcionado, no se había adaptado a la nueva situación y se sentía cuestionado como hombre por no producir espermatozoides de calidad, como si fuera culpa suya. No quería que nadie supiera que la niña había nacido por *in vitro*.

Yo estaba resentida, como si no funcionase porque él no quería. También porque la niña parecía que le estorbase, a veces. Terminamos separándonos.

A partir de la separación, empecé a hablar de ello con otras mujeres. Me ha venido muy bien para entender cómo nos afectó como pareja todo el proceso, y también para darme cuenta de lo afortunada que fui. Algunas habían estado tratándose durante años y no se habían quedado embarazadas, otras habían perdido más de una criatura. No sé si tendré más hijos, pero me alegro de haber decidido tener la que tengo.

Mujer, 36 años, pocos meses de tratamiento, una *in vitro*, una hija viva.

El espermatozoide es la célula sexual masculina, y es la más pequeña del cuerpo humano. Se forma de manera continua y en grandes cantidades en los testículos, a partir de los 13 o 14 años. El espermatozoide está compuesto por una cabeza, que constituye la propia célula, y una cola como miembro locomotor que la impulsa. En la fecundación, el espermatozoide proporciona los cromosomas que determinarán el sexo de la nueva célula resultante. Del estudio de los espermatozoides se ocupa una subespecialidad de la urología, «pero en realidad es el gran abandonado», dice Rafael Lafuente, biólogo a cargo del Laboratorio de Andrología del Centro de Infertilidad y Reproducción Humana de Barcelona. En las parejas con problemas para quedarse embarazadas, las pruebas al futuro padre suelen limitarse al seminograma, un análisis básico de los espermatozoides que determina si el número, la concentración y la morfología de los espermatozoides se corresponden con los parámetros de normalidad establecidos por la OMS. Superar dichos parámetros, sin embargo, «no garantiza la viabilidad de los espermatozoides. Para conocer su potencial de fertilidad sería necesario un seminograma avanzado, además de un examen físico del paciente y también el estudio de su historia clínica», añade Lafuente.

El Periódico, 3 de noviembre de 2014.

Cuando cumplí treinta años, mi hermana mayor me regaló un tratamiento en una clínica para congelar mis óvulos. Yo no tenía pareja, sigo sin tenerla y no sé si alguna vez querré tener hijos. Me sorprendió mucho la propuesta y al principio me pareció absurda. Pero entonces pensé que nunca se sabe, que tal vez más adelante los necesite.

Soy muy sensible a los cambios hormonales del ciclo y tenía miedo de que me afectase mucho, pero el tratamiento hormonal para estimular la maduración de los ovocitos no lo noté demasiado. Luego, una vez que están maduros, te dan otras hormonas para evitar que ovules, y esas me sentaron muy bien. Estaba tranquila, todo me daba un poco igual, iba en una especie de nube todo el día. Un poco como la semana después de tener la regla, cuando todo parece más fácil que en otros momentos.

La recuperación de la punción en la que se extraen los óvulos no fue nada traumática. He oído historias terribles sobre ese proceso, pero a lo mejor porque me sometí a él sin ninguna presión, sin jugarme nada en él, sin ningún objetivo a corto plazo, lo viví muy bien.

No pienso mucho en los óvulos. Están ahí, en el congelador de una clínica, esperando a que los descongele. Si finalmente decido que no quiero tener hijos, tal vez podría donarlos, no sé. Ahora mismo son como una especie de seguro; si algún día los necesito, los tengo ahí.

No tengo ninguna amiga de mi edad que lo haya hecho, que yo sepa. No es barato, pero muchas pueden permitírselo. Creo que simplemente no piensan en ello, o creen que cuando quieran ponerse a ello ya buscarán la forma.

Mujer, 32 años, once óvulos congelados, ningún hijo vivo.

d

Como si hubieras roto una taza, tal vez no una taza de cada día, tal vez una taza especial, una taza que has tenido durante mucho tiempo, o que era de tu abuela, o tal vez una taza muy cara de cristal de bohemia, pero una taza al fin y al cabo, y no pasa nada, «tranquila, ya tendrás otra». Y ahora haz tu vida, levántate, vete al trabajo, limpia la cocina, lávate los dientes, ponte algo de maquillaje, porque no has parido, o no has parido exactamente, o en todo caso no has parido a una criatura viva que llore y quiera brazos todo el día y los pechos no rezuman, e incluso podrías dormir por las noches si no estuvieras llorando, si no estuvieras odiando al hombre que ronca a tu lado y que también ha perdido a una criatura pero que no lleva dentro ese agujero negro y por lo tanto el agujero negro no se traga su hambre ni su sueño ni sus ganas de vivir, y te gustaría dormir aunque solo fuese para desaparecer, pero no puedes, y la gente piensa que sí, que puedes dormir. Así que haz tu vida, no pasa nada, tranquila, y ponte un poco de maquillaje, sí, esconde las ojeras, esconde el agujero negro.

El picotazo que pagamos en la clínica de reproducción asistida incluía un año de almacenamiento de los embriones sobrantes. En mi caso, de los cuatro que habíamos «producido», quedaban dos. Me habían implantado uno, que no había prosperado, y un segundo, que sí.

Con un bebé de tres meses en el regazo, recibimos un correo electrónico de la clínica reclamando 480 € para renovar la congelación de los embriones. Para que os hagáis una idea de lo que significaba esa cifra en casa, solo diré que cuando me hicieron la punción para extraerme los óvulos, decidí hacerlo sin anestesia para ahorrar los 200 € que costaba.

Si no podíamos pagar, nos ofrecían dárselos a otras parejas estériles. Solo había que firmar el formulario de consentimiento adjunto, así de fácil. Teníamos la sensación de que nos estaban tomando el pelo, porque la donación era obviamente altruista, aunque sabíamos que las parejas que aceptan la donación pagan, y mucho. Legalmente, en teoría, no se puede cobrar por la donación de células o tejidos, y las empresas que lo gestionan no pueden enriquecerse con esta práctica. Pero, por supuesto, se lo cobran sobrecargando por otros conceptos.

Decidimos informarnos sobre qué dice la ley. La clínica claramente nos estaba presionando para que los donásemos, pero nos molestaba la opacidad de todo y cómo nos habían tratado, ocultando los costos económicos reales del proceso. Te van informando poco a poco, como si no tuviera importancia. La idea es que tener un hijo vale todo el dolor y todo el dinero que pueda costar. Y tal vez sí, pero sin información previa sobre lo que puede costar física, emocional y económicamente, es muy difícil tomar buenas decisiones.

La ley da cuatro opciones: las dos que conocíamos, la destrucción de embriones y la donación a proyectos científicos. Pensamos que esta última opción podría ayudar a progresar en algún campo de la medicina; no nos costaba nada y podríamos contribuir de alguna manera a la sociedad. Tuvimos que sacárnoslo de la cabeza; es casi imposible. Hay que encontrar un proyecto científico que los reclame, y actualmente es muy difícil que un comité ético apruebe ese tipo de proyectos. La destrucción solo es posible si la mujer es considerada infértil y obtiene un certificado médico que lo indique, o si tiene más de 50 años.

Al final, nos pusimos tan pesados con la clínica que acordaron firmar un documento que dice que conservarán los embriones hasta que tenga 50 años, que es cuando pueden destruirlos. Según la ley, cuando haya pasado cierto tiempo, si no reclamamos los embriones y no pagamos por su conservación, la clínica podría hacer con ellos lo que quiera, que seguramente sería sacarles provecho económico ofreciéndolos a otras parejas. Pero lo hemos hablado con algunos médicos y nos han dicho que no se arriesgarían a implantar los embriones en una pareja sin nuestro consentimiento explícito. No lo sé. Lo que me parece muy fuerte es que no te dejen decidir por ti misma que quieres destruirlos. Hay menos procedimientos para una interrupción voluntaria del embarazo que para la destrucción de embriones que sabes que no querrás gestar. Supongo que es por el valor económico que tienen esos embriones para las clínicas.

Se me hace raro pensar en esos dos embriones, que podrían ser los hermanos de mi hijo, congelados. Si llegásemos a decidirnos a volver a hacerlo, mi hijo podría tener un hermano creado al mismo tiempo que él, pero gestado y parido años más tarde. O, lo que es más raro, si los donásemos a otra pareja, esos «hermanos» ni siquiera sabrían de dónde venían. Podrían encontrarse de mayores, comentar que es raro que se parezcan tanto, y no llegar a saber nunca que son «hermanos». No sé si hemos procesado mucho todo esto socialmente. Tampoco sé si importa.

Mujer, 39 años, nueve meses de tratamiento, tres fecundaciones *in vitro*, un hijo vivo.

1. La donación de células y tejidos será, en todo caso, voluntaria y altruista, no pudiéndose percibir contraprestación económica o remuneración alguna ni por el donante ni por cualquier otra persona física ni jurídica.

2. Los procedimientos médicos relacionados con la extracción no serán, en ningún caso, gravosos para el donante vivo, ni para la familia en el caso del donante fallecido, debiendo garantizarse al donante vivo la asistencia precisa para su restablecimiento.

3. Los donantes vivos de células o tejidos podrán recibir una compensación de la institución responsable de la extracción, limitada, estrictamente, a cubrir los gastos e inconvenientes derivados de su obtención en concepto de dietas, restitución de ingresos económicos perdidos o similares.

4. No se exigirá al receptor contraprestación alguna por las células y/o tejidos utilizados.

5. Las actividades de los establecimientos de tejidos no tendrán carácter lucrativo, y exclusivamente podrán repercutirse los costes efectivos de los servicios prestados por el desarrollo de las actividades autorizadas.

Artículo tercero del capítulo 1 del Real Decreto-ley 9/2014, de 4 de julio.

Lo que nos está salvando en este proceso es el plan B. Hemos pasado mucho tiempo poniendo toda nuestra energía en el embarazo. Cuando has hecho un intento y no hay embarazo: decepción. Cuando hay embarazo y pierdes al bebé: dolor. Cuando decides intentarlo de nuevo: miedo. Es una rueda terrible, que puede llevar a la depresión.

Después de tres años de cerrarme cada vez más, de separarme de amistades y familiares, algo tenía que cambiar. Necesitamos ayuda terapéutica, estaba realmente hundida. Llevábamos dos embarazos, ambos perdidos durante las primeras ocho semanas. Me diagnosticaron baja reserva ovárica y óvulos de mala calidad. Estaba claro que la única posibilidad era *in vitro* con ovodonación, y nos tomamos unos meses para procesarlo y pensarlo.

Durante los últimos meses mi compañero y yo hemos hablado mucho. Estoy segura de que algunas conversaciones sobre cómo vemos la vida, qué metas tenemos, qué nos hace felices, no las habríamos tenido si las cosas no hubieran salido así. Hemos decidido imaginar qué vida queremos en el caso de que nunca lleguemos a tener hijos, y hemos dibujado una vida que nos gusta.

En estos momentos estoy embarazada de cinco semanas, después de la FIV con ovodonación. Cuando decidimos que sí, que lo haríamos así, el proceso fue relativamente rápido y funcionó a la primera.

Obviamente, lo que más deseo es que salga bien. Pero ya no tengo tanto miedo, porque sé que la vida que tendríamos sin hijos también me gusta mucho.

Mujer, 34 años, tres embarazos, dos abortos en el primer trimestre. Actualmente embarazada.

e

Una amiga jersey te dice que vayas lo antes posible a una terapeuta especializada en duelo gestacional, y vas, y arrastras al hombre que tienes a tu lado, o no lo arrastras, sé justa, no lo arrastras, va de buena fe, pero va de buena fe de una forma un poco urgente, porque no puede soportar verte como estás y la casa se está descontrolando y algunos días no te levantas de la cama y en el trabajo empiezan a preguntarte si la baja va para mucho, y la niña, la que nació viva y sigue viva y solo tiene tres años y no entiende nada, pide a su madre, necesita a su madre, y tú eres su madre y su madre llora todo el día y ya no se esconde, o no llora todo el día pero podría llorar en cualquier momento, ante la más mínima dificultad, como que la niña no quiera vestirse y se quite los calcetines mientras le pones la camiseta, o incluso frente a la más mínima alegría, como una canción hermosa que ponen por la radio, por sorpresa, y que sea una canción que tú le cantabas a la criatura que la gente nunca ha llegado a ver como una criatura, que la gente cree que era solo un blastocisto o un embrión o un feto, depende de la semana de embarazo en la que muriera, en cualquier caso, un pegote de células más que una criatura, porque las criaturas no mueren antes de nacer, porque que se muera una criatura es doloroso y es mejor decir blastocisto, embrión, feto. Palabras feas que no pasa nada si mueren y no llegan a ver la luz.

Tenía 44 años y hacía tres meses que no tenía la regla. Nuestra hija tenía tres años, nos había costado mucho tenerla. Pensé que estaba menopáusica.

Notaba los síntomas, podría haberlos reconocido. Había estado embarazada tres veces, había perdido dos. Pero no quise prestarle atención, mi pareja y yo no estábamos muy bien y no quería creer que las cosas pudieran complicarse todavía más. Fui a urgencias con lo que parecía un ataque de piedras en el riñón; no podía conducir y me acompañó mi hermana. Por los síntomas, los médicos se olerían algo, porque me hicieron una ecografía y me mostraron el corazón que latía. Me quedé en *shock*.

La decisión lógica habría sido abortar. No lo habíamos planeado, íbamos de culo con el trabajo y la niña. No me sentía preparada para volver a vivir la angustia del embarazo, la posibilidad de perder a la criatura cuando estuviera avanzado… Lo pensé mucho antes de decírselo a mi pareja. Quería decidirlo por mi cuenta, solo me quedaban unos días de margen.

Aunque lo trataron como un embarazo de riesgo debido a mi edad y mis antecedentes, después de la primera urgencia me sentí muy bien. El parto fue fácil, todo fue como una seda. Parecía como si la niña hubiera sabido que había nacido por los pelos y quisiera ponerlo todo de su parte para que saliera bien.

La que podría haber sido la hermana pequeña de tres, ha terminado siendo la hermana mayor de dos. La vida es así.

Mujer, 53 años, cuatro embarazos, un aborto durante el primer trimestre, una muerte perinatal, dos hijas vivas.

El útero septado es una malformación uterina frecuente entre la población femenina provocada por un error en la reabsorción del septo que separaba los conductos de Müller. Esta anomalía uterina tiene una prevalencia del 55 % aproximadamente y se asocia con los abortos de repetición.

Aunque el útero septado supone un problema a la hora de lograr un embarazo, esta malformación uterina se puede corregir mediante histeroscopia. Además, esta cirugía ginecológica ofrece elevadas garantías de éxito y, por tanto, aumentaría la tasa de embarazo y disminuiría la tasa de aborto en la mujer.

Normalmente, la mayoría de mujeres con el útero septado no describen síntomas, es decir, suelen ser asintomáticas. Sin embargo, en ocasiones puede aparecer dismenorrea, obstrucción unilateral de las trompas de Falopio y endometriosis.

Reproducción Asistida ORG, en <https://www.reproduccionasistida.org/utero-septado/>.

Me costó darme cuenta de que mi cuerpo no era capaz de llevar para adelante un embarazo. Me era muy fácil quedarme embarazada, de hecho, de más joven incluso había tenido que ir a abortar porque me había quedado embarazada sin querer.

Las dos primeras veces que perdí al bebé, el médico me dijo que era normal, que les pasa a muchas mujeres. Sabía que había personas que tenían abortos espontáneos, por supuesto, pero nunca lo había hablado con nadie. En una cena con amigas lo mencioné y en ese momento solo una dijo que a ella también le había pasado, pero más tarde me fueron llamando y, de las siete que éramos, resultó que cinco habíamos tenido al menos un aborto espontáneo. Me sentí engañada; esas mujeres, a las que consideraba mis mejores amigas, habían pasado por una situación tan difícil y no me lo habían contado. Ya no para prepararme o para que no me sintiera tan sola si me pasaba a mí, sino para que pudiera acompañarlas de alguna forma… No sé, me sentí como traicionada. Tardé un tiempo en entender que también había cosas importantes que no había compartido con ellas y que no había sido por egoísmo, simplemente no me había sentido lista para comentarlas. Supongo que nos han educado para que nos callemos ciertas cosas y es difícil romper esos silencios, incluso con las mujeres a las que amamos y que nos aman.

Cuando me sucedió por tercera vez, cambié de médico y acudí a una ginecóloga que me recomendó una de las amigas del grupo, a la que me sentía más cercana y con la que me atrevía a hablarlo. La doctora fue muy cariñosa; tal vez *cariñosa* no es la palabra correcta, pero quiero decir que me habló con una empatía que nunca había encontrado. Aunque tres abortos espontáneos no son nada excepcional, sí me dijo que, para mi tranquilidad y también para que no sufriera en vano, podríamos hacer algunas pruebas. Entre otras cosas, me hizo una resonancia magnética y bingo, lo encontró. Tenía un útero septado, que es una malformación más o menos común, y la doctora dijo que era relativamente fácil de tratar con cirugía.

Pensé mucho en si operarme o no. Al final, me pareció que no tenía tanta urgencia por tener hijos. Si mi cuerpo no estaba hecho para gestar, a lo mejor es que no debía hacerlo. Con mi compañero de ese momento las cosas tampoco iban bien, nos separamos al cabo de poco y pensar en ser madre soltera se me hacía cuesta arriba.

Sé que no es lo mismo, pero tengo dos perros y de alguna forma me parece que el instinto de cuidar, de ser responsable de alguien, ya lo cubren para mí. Además, mi casa es bastante grande y se ha convertido en una especie de centro de reuniones; ahora ya no tanto porque nos vamos haciendo mayores, pero durante muchos años a menudo había criaturas corriendo por aquí. Mientras estaban en casa disfrutaba de ellas y, cuando se marchaban, podía leer con calma, o salir a pasear, o dormir. Todo de lo que mis amigas se quejaban porque les era difícil.

A veces pienso en cómo sería mi vida si hubiera tenido hijos, pero la verdad es que me gusta como es ahora.

Mujer, 57 años, una interrupción voluntaria del embarazo, tres abortos durante el primer trimestre, ningún hijo vivo.

f

Y el hombre no quiere reconocerlo, porque no quiere sentirse tan poco empático cuando ve perfectamente, aunque no lo entienda, que estás pasando por lo que estás pasando, pero aunque no lo confiese quiere volver a las reuniones de los domingos con los amigos, donde la niña tiene con quien jugar y vosotros con quien hablar y echaros unas cervezas y pasar el día y tomar el aire, pero le da miedo que accedas y te quites el pijama y te des una ducha, incluso, y lleguéis a la reunión pero no digas nada o, peor aún, digas lo que piensas, o que alguien te diga la frase y tú le estrangules, si no de hecho, de pensamiento, y últimamente se te ve en la cara todo lo que piensas, así que claro, sí, va contigo a la terapeuta especialista en duelo gestacional, e iría a Lourdes, si se lo propusieras, porque lo que quiere es que estés «bien», porque si tú estás «bien» él también puede estar bien y la niña que efectivamente tenéis, porque no ha muerto y ha nacido y la conoce todo el mundo y saben su nombre y preguntan por ella, estará bien, y todo será como antes y tranquila, porque ya tendréis otra.

Primero intentamos que se quedase embarazada mi pareja, pero tuvo unas complicaciones que lo impidieron y pareció lógico que lo intentase yo. Nunca me lo había planteado porque el embarazo es un proceso totalmente ligado a la idea del cuerpo femenino, incluso hay una sensación de obligación de usar el útero solo porque lo tienes, como si tener la posibilidad de gestar y preferir no hacerlo fuera desperdiciar tu vida. No es que tenga ningún tipo de disforia ni nada por el estilo, me siento muy cómode con mi cuerpo. Pero sí que tengo, o tenía, una resistencia muy fuerte a pasar por un proceso que se exige a las mujeres. De hecho, desde la infancia he rechazado cualquier rol impuesto.

Lo hablamos mucho con mi pareja y al final lo vi más como una rebeldía: en el fondo llevar a cabo un embarazo desde mi posición como persona de género no binario no deja de cuestionar las ideas que tiene la sociedad sobre quién debe tener hijos y cómo debe hacerlo. Sin embargo, aunque en teoría esté en paz, eso no significa que las transformaciones que puede sufrir mi cuerpo no me asusten un poco. Tengo los pechos muy pequeños, por ejemplo, y eso me da un aire andrógino que me gusta. No sé cómo me sentiré si me quedo embarazade y de repente me crecen, por no hablar de la barriga y todo eso.

Hemos hecho tres inseminaciones artificiales y no ha habido suerte. Nos han propuesto intentarlo con la *in vitro*, que parece que tiene mucho más éxito, pero no veo claro todo el tema de la medicación que conlleva. La hormonación es mucho más fuerte, hay que pasar por cirugía… Seguramente acabaré pasando por ello, porque hemos investigado la posibilidad de adoptar y nos han dicho que la espera media es de cinco años. Entre una cosa y otra llevamos tres años con el tema, y si tenemos que esperar cinco más nos plantaremos en los cuarenta. Es una experiencia que tanto mi mujer como yo queremos tener ahora, queremos tener criaturas mientras somos jóvenes. Si podemos, por supuesto. Creíamos que habíamos empezado con tiempo, no esperábamos que se pudiese complicar tanto.

Si no fuera por mi pareja, que realmente lo desea mucho, yo a lo mejor lo dejaría. Pero después de todo lo que ha pasado, es como si se lo debiese. Tuvieron que hacerle una histerectomía de emergencia después de un aborto en la decimoséptima semana de gestación y lo ha pasado fatal. Yo también, claro, pero ella de otra forma, porque yo tengo el deseo de tener una criatura, pero ella también tenía el deseo de gestarla y parirla, y eso no podrá ser. Tampoco sé cómo llevará embarazo, si se da y todo sigue adelante. Confío en que, como hablamos mucho de todo y nos entendemos bien, podremos apoyarnos pase lo que pase. Pero ha sufrido mucho por este tema y no quiero que sufra más.

Persona de género no binario, 35 años, tres inseminaciones artificiales, ninguna criatura viva.

El Síndic de Greuges, Rafael Ribó, ha recomendado al Departamento de Salud que garantice que el acceso a los equipos de salud sexual y reproductiva (ASSIR) sea ágil y que el tiempo total necesario para completar el estudio de esterilidad sea razonable.

Según datos facilitados por Sanidad en relación con el Hospital Clínic, el Hospital Maternoinfantil de la Vall d'Hebron y la Fundació Puigvert el tiempo de espera desde que se le prescribe a una mujer una intervención de fecundación *in vitro* (FIV) hasta que es efectiva era de una media de dos años y cuatro meses a fecha de 31 de diciembre de 2013.

El Síndic también ha sugerido que se introduzca algún tipo de medida correctiva que evite la exclusión automática de la lista de espera para acceder a la FIV cuando las mujeres incluidas en ella cumplen cuarenta años. Esta exclusión se produce sin tener en cuenta el tiempo que han estado en lista de espera o el tiempo empleado en la realización del estudio previo y la espera hasta la primera visita a la unidad específica de reproducción humana asistida (RHA).

Estas recomendaciones forman parte de una resolución sobre el estado de las listas de espera para acceder a los tratamientos de reproducción asistida en los centros públicos catalanes. Como parte de esta acción, el Síndic ha constatado que existe un desequilibrio entre la demanda de este tipo de tratamientos y los recursos sanitarios y económicos que se les asignan.

Noticia publicada en la página web del Síndic de Greuges el 15 de mayo de 2015 (fragmento).

Nuestro problema era con el esperma de mi marido y, por lo tanto, tenía que ser *in vitro* sí o sí. Pero el pobre hombre no era capaz hacer lo que había que hacer en la clínica, se ponía muy nervioso. Le propuse que pidiéramos que me permitieran entrar en la salita con él, pero se moría de vergüenza. Al final, viendo que no había manera, nos dijeron que podíamos hacerlo en casa siempre y cuando lleváramos el botecito a la clínica en menos de veinte minutos.

Y nada, calculamos la ruta desde casa y eran veinte minutos en moto, así que ya nos ves a los dos saltando de la cama a la moto, prácticamente, él conduciendo como un fitipaldi, casi saltándose los semáforos, y yo con botecito en la mano. La típica escena de película de la mujer embarazada que se pone de parto y tiene que volar al hospital, pero en nuestro caso nueve meses antes.

Tuvimos mucha suerte y me quedé embarazada en ese intento. La niña todavía es pequeña, pero supongo que cuando sea mayor le contaremos la anécdota. No queremos ocultarle cómo la concebimos, creo que es importante que lo sepa. Ojalá hubiera sabido antes de llegar allí que no siempre es tan fácil como hacer el amor sin condón. Tampoco pienso en ello muy a menudo; el proceso por el que pasé para tenerla no juega ningún papel en mi maternidad. Lo que importa es que está aquí.

Mujer, 37 años, una fecundación *in vitro*, una hija viva.

9

La terapeuta no lo dice, pero no aprueba que le encuentres lados positivos al hecho de que se te muriera la criatura antes de nacer. Repasas la lista, para ponerla nerviosa o porque si repasas la lista tal vez el agujero negro se cierre un poco y ya no querrás que se te trague entera, porque en el fondo encontrarle el lado positivo a las cosas terribles es una forma de decirte que no te quieres morir; en realidad, que lo que quieres es dejar de sufrir y que además te repugna la sola idea del dolor, tuyo o de los demás, y te imaginas a tu hija de tres años creciendo sin madre, sabiendo que pudo más la tristeza de haber perdido a una criatura que el milagro de la criatura viva, y piensas que no puedes matarte, ni siquiera puedes dejarte morir, y que antes de matarte buscarás la forma de dejar de sufrir, aunque sea repasando una lista de cosas positivas, porque así no se puede vivir.

El segundo no llegaba y decidimos ir a un centro privado. Me dijeron que el problema era que tenía ciclos cortos. Yo les dije que con ciclos cortos ya había tenido un hijo, pero nada… Así que empecé a tomar un cóctel de hormonas y sí, mis ciclos se estandarizaron.

Al segundo mes de tomar el tratamiento, me quedé embarazada, pero lo perdí a las 12 semanas de embarazo. Después del aborto seguí con el tratamiento y me empezaron a dar unos dolores muy severos en los ovarios. Diagnóstico: endometriosis en fase aguda a raíz del tratamiento hormonal. El tratamiento había aumentado mis síntomas de la enfermedad, que seguramente fue lo que me dificultó quedar embarazada ya para empezar.

Decidí pararlo y no volver a intentarlo, el dolor era insoportable y después del aborto tampoco estaba segura de si quería seguir adelante. Después de parar el tratamiento tardé tres años en volver a mis ciclos naturales, y ha sido entonces, con los ciclos cortos, cuando los dolores también han disminuido. No volvería a intentarlo, me llevó tres años «desintoxicarme» de seis meses de hormonas y volver a mis ciclos naturales.

Te dan hormonas como si no tuvieran efecto, o como si los efectos que tienen no tuvieran ninguna importancia. El otro día estaba leyendo una noticia sobre la píldora anticonceptiva masculina, que la han suspendido no sé cuántas veces porque tiene efectos secundarios adversos. Resulta que esos efectos secundarios son exactamente los mismos que las píldoras anticonceptivas femeninas, y la mitad de la humanidad las toma. Me indigna bastante que cuando nos afecta a nosotras, los supuestos beneficios pasen por encima de los inconvenientes, pero si les afecta a ellos, no.

Mujer, 39 años, seis meses de tratamientos, un aborto al final del primer trimestre, un hijo vivo.

La Consejería de Sanidad Universal y Salud Pública ha elaborado un «Protocolo de Asistencia para la preservación de la fertilidad en las personas transexuales» que establece las directrices para que estas personas puedan acceder a las técnicas de preservación de la fertilidad en las mismas condiciones que el resto de usuarios del sistema sanitario público valenciano.

El protocolo se adapta a la cartera de servicios que la sanidad pública valenciana ofrece a las personas trans y que ya incluye atención psicoterapéutica, terapia hormonal y farmacológica y atención quirúrgica. Se brinda asistencia en las tres unidades de referencia de identidad de género (una por demarcación) creadas para implementar el proceso de atención sanitaria integral que cada persona trans debe seguir, de acuerdo a sus circunstancias personales, su estado de salud y sus deseos de cambio.

La normativa establece el procedimiento y los criterios para la prestación asistencial de preservación de la fertilidad que incluye la vitrificación de ovocitos y la congelación de semen para su posterior recuperación en personas trans antes del inicio de cualquier tratamiento que pudiera comprometer su capacidad reproductiva y siempre antes de la cirugía de cambio de sexo.

«En las personas transgénero, tanto el tratamiento médico hormonal como el quirúrgico pueden afectar a su fertilidad futura. Por lo tanto, cualquier persona transexual en edad fértil podrá acceder a este tipo de técnicas, siempre y cuando cumpla con los criterios en igualdad de condiciones con el resto de la población», ha señalado la ministra de Sanidad Universal y Salud Pública, Ana Barceló.

Esta igualdad de condiciones implica que las personas mayores de 18 años y menores de 40 pueden beneficiarse en el caso de las mujeres [sic] o 55 en el caso de los hombres [sic] que no tengan ningún o hijo o hija anteriores y sanos.

El acceso a esta prestación asistencial se realizará a través de las Unidades de Identidad de Género de referencia en cada provincia (Doctor Peset de Valencia, General de Alicante y General de Castellón), que informarán de las distintas opciones, realizarán la evaluación clínica inicial y la remitirán al hospital de referencia establecido en cada caso para realizar la correspondiente técnica de preservación de la fertilidad.

En el caso de que la persona ya haya iniciado el tratamiento hormonal cruzado, deberá abandonarlo durante un mínimo de tres meses para proceder a la obtención y vitrificación de ovocitos (en hombres trans) o a la obtención y congelación de semen (en mujeres trans).

El protocolo materializa aspectos regulados en la Ley 8/2017, de 7 de abril, de la Generalitat, integral del reconocimiento del derecho a la identidad y expresión de género, que establece el acceso a las técnicas de reproducción humana asistida y a las técnicas de congelación de gametos de personas trans con capacidad gestante y a sus parejas. Refleja también el espíritu de la Ley 23/2018, de 29 de noviembre, de la Generalitat, de las personas LGTBI.

Noticia publicada en el diario *La Voz* el 27 de junio de 2019.

Cuando comencé el tratamiento hormonal, al principio de mi transición médica, no sabía si querría gestar, pero la ginecóloga me dijo que si no me molestaba tener la regla, una dosis más baja de testosterona podría ayudarme a mantener la fertilidad, por si acaso. Era una fertilidad supuesta, porque en ningún momento me hicieron pruebas de nada, pero sí que ajustamos la testosterona para que siguiera teniendo la regla. En cierto modo me reconfortaba saber que si alguna vez quería tener hijos, probablemente podría.

Con el tiempo conocí a la que ahora es mi pareja y al principio me pareció lógico que gestase ella, pero al hablarlo nos dimos cuenta de que a ella se ha hacía mucho más difícil que a mí, porque quería tener hijos, pero realmente no quería pasar por el embarazo y el parto le daba pánico. Así que decidimos que lo haría yo.

He hablado con otros hombres trans que han pasado por el proceso de reproducción asistida y han tenido experiencias menos positivas que yo, pero en mi caso todo el equipo estaba muy informado y experimenté muy pocas situaciones incómodas. En algunas visitas, si la enfermera no era la habitual, alguna vez habían asumido que mi mujer era la que tenía la eco, pero aparte de eso no hubo nada distinto de lo que cualquier otra persona debe experimentar.

La que llevaba mi ASSIR era una comadrona maravillosa y muy implicada en el acceso igualitario a los derechos reproductivos, y estoy seguro de que se encargó de hablar con todo el mundo que tenía que atendernos para que no metiesen la pata. Me quedé embarazado con la primera inseminación y la comadrona bromeó diciendo que a lo mejor tendrían que recetar testosterona como tratamiento de fertilidad, porque todos los hombres trans que trataba se quedaban a la primera.

No pude dar el pecho porque me había hecho una mastectomía cuando era muy joven, y en realidad estuve agradecido de no tener que tomar esa decisión. Creo que me habría sentido muy raro amamantando, también porque los pechos eran una parte del cuerpo que me generaba mucho rechazo, cuando los tenía. Darle el biberón también nos ha dado la oportunidad de dividirlo más entre la pareja.

No creo que tengamos más hijos, porque el segundo solo entraría por la seguridad social si lo gestase mi pareja, que no lo va a hacer, y no podemos pagar el proceso por la privada. Pero si las circunstancias fuesen distintas, no me importaría volver a pasar por ello, viví el embarazo como una experiencia muy bonita.

Hombre, 34 años, una inseminación, una hija viva.

h

Y la haces, la lista de cosas positivas: te ahorras desper-
tarte cada dos horas para dar el pecho, ahora que la niña,
la mayor, la que sí que está viva, ya duerme doce horas
del tirón y «oye qué suerte», te dicen todas las amigas y
sí, sí, estamos encantados, ya era hora, también, y te
ahorras los meses y más meses de dolor de espalda de
llevar a la criatura en brazos, porque aunque murió tan
pequeña que cabía en la palma de la mano, las que nacen vivas nacen más grandes, y vivir durante muchos años,
al menos veinte, es crecer y ganar peso y altura y fuerza
y palabras y habilidades y manías, eso también te lo ahorras. Porque te parece que estás segura de que te habría
encantado todo lo que hiciera; de hecho, que se haya
muerto es la excusa perfecta para imaginar a la criatura
perfecta, pero sabes por experiencia que a veces las criaturas vivias hacen cosas molestas, como desparramar
todo el paquete de arroz en el suelo de la cocina, o co-
merse las piedras en el parque, o cosas que aún no te
han tocado porque solo tienes una que está viva y solo
tiene tres años, pero ves a tus amigas con criaturas mayores y parece que en la adolescencia los problemas se
multiplican y ya no te abrazan ni te dicen «mamá gua-
pa», ni te ensucian el jersey con las manos pegajosas de
lo que hayan estado comiendo mezclado con mocos y
baba, y tal vez también un poco de arena de una mace-
ta del balcón donde han hundido los dedos cuando no

mirabas, y eso es positivo, que la criatura muerta no llegue nunca a mancharte un jersey, pero también es lo peor que te puede pasar.

Hacía días que no me sentía bien y hablé con la comadrona. No era nada en concreto, solo unos pocos dolores en el vientre que no había tenido en el embarazo anterior, y también la sensación de que algo no iba bien. Estaba de siete semanas y me dijo que seguramente no era nada y que podía esperar a la ecografía de la semana doce, pero que si iba a estar más tranquila podía intentar programarme una en la semana ocho. Le dije que sí, por favor.

No había latido y el embrión era mucho más pequeño de lo que debería haber sido según la fecha de mi última regla. El protocolo era esperar una semana y hacer otra ecografía para confirmar que, efectivamente, seguía sin haber latido. El médico me miraba de una forma que no puedo describir, podría decir amorosa, pero no era exactamente eso. Era una mirada que me decía que lo sentía, que me entendía. Le creía.

Al salir de la consulta, mi marido dijo que no me pusiera nerviosa, que podía haber un error en el cálculo de las semanas, que a lo mejor me había equivocado con la fecha de la regla y no estaba de ocho semanas, tal vez solo estaba de seis, y que los embriones serían como los niños, que hay unos más grandes y otros más pequeños. Yo sabía que no era así.

Pasé toda la semana viendo videos sobre abortos espontáneos durante el primer trimestre. Había una ginecóloga que me gustaba mucho y me vi todos sus directos. En uno hablaba sobre las posibilidades de éxito de un embarazo a mi edad: menos del 10 %. Menos del 10%. Me habría gustado saberlo antes de quedarme.

Con el primero todo había ido bien, me había quedado enseguida y tanto el embarazo como el parto habían pasado sin incidentes. Cuando quisimos tener el segundo nos costó más, terminamos haciendo una FIV con óvulos propios, porque a pesar de la edad tenía buena reserva ovárica, y también se había implantado bien en la primera. Pero no me habían dicho que solo tenía un 10 % de posibilidades de que el embarazado llegase a término. Un 10 %.

Mi marido se ponía muy nervioso al verme obsesionada con los números, las probabilidades, los cálculos. Cada vez que me pillaba viendo un video informativo, me decía que lo dejase ya, que todo iría bien. Yo estaba muerta de miedo, no podía con la incertidumbre y esos datos me daban algún tipo de seguridad, me prepararon para lo que sabía que se avecinaba.

En la segunda ecografía, como era de esperar, tampoco hubo latido. Por el tamaño parecía que la cosa se había detenido a la sexta semana de gestación, estábamos en la nueve. Podía ponerme a sangrar en cualquier momento, pero también podía ser que tardase dos meses en pasar. Con aquella mirada tan cercana que tenía, el médico me explicó las opciones: esperar a que el cuerpo hiciese su proceso, tomar misoprostol o hacer un raspado. Si quería volver a intentarlo, recomendaba la primera opción, porque cuanta menos intervención médica, mayores posibilidades de éxito. Yo no quería volver a intentarlo.

No había prisa por tomar la decisión, dijo el médico, podía pensármelo, y si me decidía por una opción médica ir a urgencias cuando lo hubiera decidido. Me hizo un volante para llevar a urgencias en caso de que lo necesitase y me dio indicaciones de qué hacer si comenzaba a sangrar. Me lo explicaba todo muy claramente, incluso en el estado de *shock* en el que me encontraba entendí perfectamente lo que me estaba diciendo; le agradecí la semana que me había dado para ir procesando lo que estaba pasando y me agradecí a mí también haberme puesto en lo peor, no haber mirado para otra parte.

Hablaba con seguridad, pero con una voz muy amable, de nuevo, no diría amorosa, per sí cálida. Una voz y una mirada que eran como si te abrazase. ¿Cuántas veces habría explicado exactamente lo mismo? ¿A cuántas mujeres? A muchas, seguro. Al 90 % de las de mi edad. ¿Cómo conseguía hablarnos así, mirarnos así, como si le importásemos?

De camino a recoger al niño a casa de mis padres yo no decía nada. Mi marido no dejaba de hablar. Decía que tenía que decidir yo, por supuesto, pero que lo mejor era dejar que el cuerpo siguiera su curso, como nos habían recomendado, porque si teníamos que volver a intentarlo, sería mejor no trastearme demasiado.

Pensé en todo el proceso de hacer la FIV, en todo lo que me habían trasteado y en que no me había parecido que le importase mucho en ese momento. Le dije que no, que no volveríamos a intentarlo. Debí de sonar muy segura, porque por fin se calló.

Esa tarde mandé un mensaje al grupo de amigas, conté la situación y pedí consejo. Es un grupo bastante grande y algunas me llamaron o me escribieron para decirme cómo habían ido sus abortos. Era la primera vez que hablábamos de ello con tanto detalle, hasta entonces todo había sido muy vago, casi irreal. «He perdido el bebé», decía una. «Lo siento mucho», decíamos las demás. Y poco más.

Ninguna, ninguna, me recomendó el misoprostol. Las que lo habían tomado coincidían en que lo habían pasado muy mal, con contracciones muy dolorosas, como si fueran de parto. Una había expulsado la cosita en el baño de casa y la había visto allí, totalmente identificable, en el fondo del inodoro. No había sabido qué hacer y había tirado de la cadena, y luego se había arrepentido de no haberla cogido para enterrarla o algo así.

Otra que había dejado que su cuerpo siguiera su curso no había tenido nada de dolor. Un día había salido a buscar a las hijas mayores a la escuela y había empezado a sangrar a mitad de camino. Sangraba tanto que se empapó los pantalones, era verano y la sangre le bajaba por las piernas, mucho más salvaje que cualquier regla que hubiera tenido. La gente se paraba a ayudarla y ella quería explicar lo que estaba pasando, pero no sabía cómo y solo repetía «estoy bien, estoy bien, no pasa nada».

Me decidí por el raspado. No quería ni imaginarme a mi criatura, esos escasos seis milímetros que eran para mí mi criatura, en el fondo del inodoro, y además el dolor emocional era tan fuerte que no estaba dispuesta a añadirle el dolor físico. Un raspado era higiénico: vas allí, te duermen, te aspiran, te despiertas, y ya está. Podía sangrar un poco más tarde, pero nada espectacular, me habían dicho. Y, sobre todo, solo sangre. Mi bebé ya no estaría allí.

Al cabo de unos días empecé a tener mucho dolor. Fuimos a urgencias y me dijeron que había ocurrido una complicación, una infección que ocurre solo en casos muy raros, y que tenían que ingresarme. Solo estuve un par de días en el hospital, y en la cama de al lado había una mujer a la que habían operado de miomas y que intentaba animarme, sin mucho éxito, claro. Estuve muy agradecida de que no fuera alguien que acabara de parir, por lo menos. Supongo que lo harán expresamente.

No sé qué habría hecho, si cuando fuimos a buscar al segundo hijo me hubieran dicho que tenía solo un 10 % de posibilidades de que saliese bien si me quedaba embarazada. Es fácil pensar que no me hubiera arriesgado, pero creo que seguramente sí. Cuando no has tenido ningún problema hasta entonces, los abortos, las complicaciones, son cosas que les pasan a las demás. Y claro, no.

Mujer, 46 años, una FIV, un aborto durante el primer trimestre, un hijo vivo.

La hormona antimülleriana entre diferentes grupos de mujeres es una fuente adicional de información para las parejas de edad avanzada que se plantean la reproducción asistida. En general, la precisión diagnóstica en el nacimiento vivo sigue siendo baja y no puede tratarse como una prueba diagnóstica de nacimiento vivo. Además, los médicos deben ser conscientes de que los niveles más altos de hormona antimülleriana en las mujeres mayores están más relacionados con el nacimiento vivo que en las mujeres más jóvenes. Aunque la edad es un denominador importante en la reproducción asistida, no debe descuidarse el efecto de la raza al juzgar los posibles resultados de las pacientes con niveles de hormona antimülleriana.

Li, Nj.; Yao, Qy. y Yuan, Xq. *et al.* (2023), «Anti–müllerian hormone as a predictor for live birth among women undergoing IVF/ICSI in different age groups: an update of systematic review and meta-analysis», *Arch Gynecol Obstet* 308, 43-61, en <https://doi.org/10.1007/s00404-022-06683-1>.

Una cosa en la que la gente de ciudad no piensa mucho es que si vives en un pueblo cada visita es un viaje.

Lo que más recuerdo de esos meses es eso, los viajes. Al principio íbamos juntos y solía conducir mi pareja, yo miraba por la ventana y el paisaje conocido era como un ruido blanco que me servía de lienzo. De la ilusión saltaba al miedo, pero aquellas primeras veces de bajar a Barcelona sobre todo ganaba la ilusión. Luego, cuando tenía que hacerme controles cada dos días para prepararme para la FIV, iba sola. Era una hora y media de carreteras secundarias primero y autopista después, y luego la entrada a Barcelona, que siempre me estresaba. Todavía hoy, cuando voy a la ciudad, me vuelve al cuerpo esa sensación de expectativa, de corazón acelerado, de nervios.

Cuando nació el niño decidimos no volver a intentarlo porque la logística era demasiado complicada. Yo acababa de volver a trabajar después de un par de años en casa y no era un buen momento para pasar por todo el proceso de nuevo, no podía pedir tantos días y organizar quién se quedaba con el niño; también era complicado con el trabajo de mi marido. Me habría gustado tener otro, pero estoy feliz de tener uno, por lo menos. Le amo con locura.

Mujer, 37 años, cuatro FIV, una criatura viva.

j

A ver, que tu criatura muerta nunca llegue a mancharte un jersey puede que no sea lo peor que te puede pasar, seguramente hay cosas peores, y te pones a imaginarlas y te da vergüenza saber que sí, que hay cosas peores y que eres capaz de imaginarlas, y no las dices porque tienes la superstición de que decirlas es atraerlas, pero aun sabiendo que hay cosas peores, cosas tan terribles que no quieres ni pronunciarlas, que quieres poder olvidarlas y hacer como que no, que no hay nada peor, aun sabiéndolo, digo, lo que te ha pasado, lo que le ha pasado a la criatura blastocisto-embrión-feto, dependiendo de la semana en que muriera, es lo peor que te ha pasado.

Después de unos meses en lista de espera, ya habíamos hecho la primera visita a la seguridad social para
empezar el proceso hormonal y todo eso para intentar
la inseminación, fue cuando leí el libro. Lo elegí su la
cubierta, roja y con un huevo blanco en el medio. Se
llamaba *Senos y huevos* y era de una autora japonesa,
Mieko Kawakami.

No suelo leer las contras, me gusta empezar a leer
sin saber de qué me van a hablar. Me sorprendió en-
contrarme de repente con la historia de una mujer que
quiere tener un hijo, pero no quiere tener pareja, y
mientras investiga para ver cómo puede hacerlo tro-
pieza con una asociación de hijos de donantes anóni-
mos que están en contra de ese proceso.

Aquello me removió totalmente. Mi mujer y yo ni
siquiera nos habíamos planteado que alguien pudiese
estar en contra de las donaciones anónimas. Ella y yo
seríamos las madres, alguien muy amablemente dona-
ría semen para hacerlo posible, y aquí paz y después
gloria. No veíamos ningún problema: no había aban-
dono, no había trauma posible. El tema de los vientres
de alquiler es muy distinto, porque hay al menos un
vínculo físico con la persona que gesta la criatura, pero
la donación de esperma nos parecía completamente
inocua. Después de leer el libro, comenzamos a verlo
desde otro punto de vista.

Empecé a buscar casos reales y encontré muchos
testigos, sobre todo de Estados Unidos, y también un

programa de la televisión catalana que hablaba de algunos casos de allí. Eran personas de entre veinte y cuarenta años que expresaban un vacío por no conocer sus orígenes genéticos. No lo entendía mucho, porque no he llegado a conocer a mi padre, que abandonó a mi madre cuando yo tenía seis meses. Pero luego, pensándolo bien, supongo que las implicaciones éticas son diferentes si la concepción se está llevando a cabo sabiendo ya que la persona que nace nunca podrá tener esa información. Yo sé el nombre de mi padre biológico, he visto fotos de él y si quisiera supongo que podría buscarle, pero si seguíamos adelante con un donante anónimo le estábamos negando a la criatura incluso esa posibilidad remota.

En España, por el momento, no existe la posibilidad de un donante que no sea anónimo. Digo «de momento» porque hay grupos que se están organizando para que eso cambie, y parece que la Unión Europea también podría involucrarse. La principal reticencia proviene del sector de las clínicas de reproducción asistida, que cree que perjudicaría su negocio, porque las donaciones caerían drásticamente.

Mi mujer ni siquiera quería oír hablar de pedirle esperma a un amigo y hacer una inseminación en casa, porque eso la situaba en una posición muy vulnerable en el caso de que el donante reclamara la paternidad en algún momento, y por supuesto para mí tampoco habría sido una situación ideal. Entonces, la única opción que nos quedaba era irnos al extranjero. Estuvimos evaluando opciones y al final elegimos Portugal, en parte por el precio, en parte porque era más fácil volar a Portugal que a Dinamarca, que es otro lugar estrella.

Tuvimos que pedirles un préstamo a mis suegros porque, claro, de hacerlo por la seguridad social y no pagar nada, a tener que pagar el dinero del proceso más el viaje, no nos lo podíamos permitir. Decidimos que haríamos tres intentos en Portugal y que, si no funcionaba, volveríamos a planteárnoslo. A la segunda inseminación me quedé embarazada y nació nuestra hija.

Nos da mucha tranquilidad saber que, cuando sea mayor de edad, si quiere puede saber quién es el donante. Si luego a ella le interese contactar con él o no, y si él quiere responderle, ya será cosa de ellos. Pero por lo menos hemos hecho todo lo posible para respetar sus derechos. Ojalá que pronto sea más fácil y no tengas que ir tan lejos.

Mujer, 35 años, dos inseminaciones, una criatura viva.

La seguridad legal más importante que ofrece la inseminación clínica sobre la autoinseminación domiciliaria es que nadie podrá reclamar la paternidad de vuestro hijo. La utilización de una muestra de un banco de semen reconocido por el Ministerio de Sanidad implica el anonimato total del donante y la falta de derecho a reclamar la paternidad.

En el caso de usar el semen de un amigo, siempre podrá reclamar la paternidad. Nuestra ley establece que nunca se puede renunciar a la paternidad, es un derecho del niño y no se puede renunciar a ella ni siquiera por escrito antes del nacimiento.

En caso de recurrir a un banco de semen extranjero, prevalecerá siempre la ley del país de origen del banco. Eso implica la posibilidad de que el donante pueda conocer al menor o reclamar visitas.

Pero supongamos que el embarazo finalmente se logra a través de la inseminación casera. Según la legislación española vigente, si somos una pareja de mujeres se nos pedirá el documento de consentimiento en el centro de reproducción asistida para poder inscribir al niño a nombre de ambas madres en el Registro Civil. Es un requisito discriminatorio, pero según los jueces protege los derechos del menor y de una posible tercera persona involucrada, el progenitor masculino.

Entrevista de la Asociación de Familias LGTBI al dr. Julio Herrero, experto en reproducción asistida, mayo de 2018.

Después de dos abortos durante el primer trimestre y otro en la semana veintidós, cuando me quedé embarazada de los gemelos lo único que me preocupaba era que la cosa saliera adelante y los niños estuvieran bien. El tiempo entre ecografía y ecografía era una tortura, y el alivio cuando los veía en la pantalla y la doctora me decía que todo iba bien duraba muy poco, solo unas horas.

Pero pasaron las semanas, pasó la frontera de las treinta y poco a poco me sentía más segura. Ahora ya era muy posible que, incluso si fueran prematuros, y muchos gemelos lo son, pudieran sobrevivir. En la semana treinta y siete me puse de parto y solo preguntaba si estaban bien, si todo iba bien. Me venían imágenes del parto que ya había pasado, veía otra vez a mi hijo que había nacido muerto. En las clases de preparación para el parto nos habían dicho que el monitoreo continuo era innecesario, pero escuchar los latidos de su corazón me tranquilizaba. Cuando apagaban el sonido miraba al monitor de reojo cada vez que las contracciones me lo permitían.

El parto fue bien, nació el primero, descansé un momento y vino el otro. Ni siquiera tuvieron que coserme, todo estaba perfecto, decían. Nos subieron a planta. Yo tenía un niño encima, piel con piel, y mi compañero al otro, también piel con piel, en el sillón de al lado de mi cama. Éramos felices.

Entonces empecé a sentirme mal. Tenía escalofríos, sudaba, el corazón me iba a mil. Mi compañero me vio pálida, cuando me preguntó qué me pasaba me costó hablar y fue a buscar a la enfermera. Estaba tan asustado que ni siquiera se le ocurrió apretar el botón, salió corriendo al pasillo con la camisa desabrochada y con el niño en brazos.

Luego ya no me acuerdo mucho y solo sé lo que me ha contado mi pareja. Tenía una atonía uterina que provocó una hemorragia severa y terminé en la UCI. Me salvé por los pelos, me dijeron.

No creo que hubiera querido tener más hijos después de los tres abortos y los gemelos, pero después de esa experiencia, todavía menos. Siento que tuvimos mucha suerte, que podría haber muerto. Durante los años que estuve en tratamientos de reproducción asistida, daba por válido todo lo que le pasaba a mi cuerpo porque en definitiva lo estaba haciendo por los hijos que deseaba. Ni se me pasó por la cabeza que podía perder la vida.

Mujer, 41 años, tres años de tratamientos, dos abortos en el primer trimestre, una pérdida gestacional en el segundo trimestre, dos hijos vivos.

k

Cuando te imaginas dándote el respiro de dejar de existir y te imaginas a tu hija, la viva, sin madre, se apodera de ti una ternura oscura, autocomplaciente, de saberte necesaria. Una ternura sucia y mezquina, no sabes decir por qué, pero es mezquina. Y sin embargo, a pesar de sentir la presencia de la niña viva como una ternura y una flor y un milagro, escupirías igualmente en la cara de la gente que dice cosas insultantes, estúpidas, inaceptables, como «Tú tienes suerte, que tienes a Clara», como si Clara, como si su cuerpecito pequeño y caliente, su cuerpecito lleno de preguntas, murmullos, incertidumbres, como si esta hija viva que no murió antes de nacer y que ha cumplido tres años y que cumplirá muchos más, que vivirá más allá de tu muerte que es como decir que vivirá para siempre, porque hay cosas terribles que podrían pasar pero te niegas a aceptar que sean posibles… Como si Clara, digo, pudiera ser ella y al mismo tiempo la otra, la que no ha nacido, como si tener una hija viva consolase de la criatura muerta, que nunca sabrás si es hija o hijo o qué, porque es un pegote de células con un corazón que, sobre el negro de la ecografía, no latía.

En nuestro caso, la única opción era la reproducción asistida y nos recomendaron la FIV, porque como solo teníamos un par de muestras de semen era demasiado arriesgado intentar la inseminación, que es mucho menos probable que tenga éxito.

Siempre he conocido a mi pareja como mujer, cuando empezamos a salir llevaba años haciendo activismo como mujer trans. Ya antes de conocernos, cuando había decidido tomar hormonas, la doctora le había recomendado congelar esperma antes de empezar, por si en algún momento quería tener hijos. A mí se me hacía muy raro imaginármela tomando esa decisión, porque así en abstracto yo no quería hijos, quise hijos en el momento en que la idea se convirtió en un proyecto compartido de vida y de crianza. Pero por suerte ella, aunque no tenía claro si alguna vez lo usaría, pensó que era mejor invertir el dinero que costaba que arrepentirse en el futuro.

La cuestión es que cuando decidimos que sí, que íbamos a hacerlo, le agradecí a mi mujer del pasado haber sido tan previsora, porque tengo mis dudas sobre el uso de semen y óvulos de donante. Me hicieron la estimulación ovárica, consiguieron quince óvulos y los fecundaron con su esperma. Acabaron saliendo cinco embriones viables. Con la primera implantación quedé embarazada, pero tuve un aborto en la sexta semana.

Siempre he estado a favor de la interrupción voluntaria del embarazo y de ninguna forma diré que un embrión de seis semanas sea una persona, pero para mí ese conjunto de células era mi hija. Se me remueve todo cuando alguien dice «ah, perdiste un embarazo», porque no, no perdí un embarazo, perdí a una hija. Hablo de ella en femenino porque me es más fácil imaginármela así, en femenino. La amé desde el día en que me la metieron dentro y no me importa haberla tenido tan poco tiempo conmigo, el dolor que he pasado es un dolor tan digno de ser reconocido como cualquier otro.

La segunda vez me pusieron dos embriones y se implantó uno, que es el hijo que tenemos. Nos quedan dos embriones congelados y no descartamos volver a intentarlo dentro de un tiempo, aunque reconozco que ahora que tenemos un hijo el miedo a otra pérdida puede más que la ilusión de otra criatura. Sí que me gustaría que mi hijo tuviera al menos un hermano o una hermana, pero me da pánico volver a pasar por la depresión que pasé con el primer aborto. A mi mujer le gustaría probarlo, pero obviamente quien decidirá soy yo, que soy quien pone el cuerpo. Por ahora, disfrutamos del que tenemos, que no es poca cosa.

Mujer, 34 años, dos FIV, un aborto durante el primer trimestre, un hijo vivo.

Para tener hijos, en Cataluña no es necesario casarse, ya que tanto las personas casadas como las parejas de hecho pueden inscribir a su descendencia con el nombre de ambas, siempre que se cumpla con los requisitos del Registro Civil donde nacerá el/la menor. Desafortunadamente, las actuaciones de los distintos Registros Civiles no están coordinadas y encontramos divergencias en este proceso de inscripción de niños que tienen dos madres. La norma general para que el Registro Civil haga constar el apellido de ambas madres, y no solo el de la gestante, es disponer de un documento de la clínica de reproducción donde la madre no gestante manifieste que consiente que su pareja sea la receptora de este proceso. Ese documento le sirve a la madre no embarazada para que las criaturas nacidas de ese proceso que recibe su pareja gestante también puedan ser consideradas como su descendencia.

Hay que tener en cuenta que, debido a la divergencia de criterios que existen, puede que en un registro os pidan ese documento –documento de consentimiento informado– y en otro no; aunque existe una mayor probabilidad de que no lo hagan o de que tengáis más facilidades si estáis casadas. Por todo ello, es aconsejable que os informéis en el Registro de la localidad donde vaya a nacer el/la menor con antelación para evitar sorpresas.

En su momento, además del documento anterior, habrá que aportar la partida de nacimiento del hospital donde nazca la criatura, y tendréis que acudir las dos al Registro para elegir el orden de los apellidos. Si estáis casadas, también tendréis que llevar el libro de familia.

Hay que tener en cuenta que, para acceder al proceso reproductivo ROPA, sí tenéis que estar casadas previamente.

En el caso de que no tengáis ese documento de consentimiento informado y se os solicite, hay dos opciones: o bien impugnar esta denegación, que no es un procedimiento corto; o bien iniciar un proceso de adopción por parte de la madre no gestante, que tampoco es un proceso rápido (legalmente, hasta que se complete ese proceso, vuestro/a hijo/a solo constará con los apellidos de la madre embarazada solo aparecerá con los apellidos de la madre gestante, como hijo/a suyo/a).

Revista *Lambda*, número 85.

Yo había explicado abiertamente que estaba iniciando el proceso de buscar una criatura, porque no sentía que tuviera que ocultarlo, y porque siendo una mujer sola tarde o temprano la gente terminaría preguntándome cómo lo había hecho, si me quedaba embarazada.

Creía que tenía muy claro que quería ser madre soltera, pero cuando empecé a buscar una criatura eché de menos a alguien con quien compartir la ilusión, y también los miedos claro. Criando a la niña también me pasa, que a veces la veo hacer algo y me gustaría tener a alguien a mi lado con quien babear. Mi madre está prendidísima de ella y obviamente le mando mil fotos al día, pero no es lo mismo.

Durante el tiempo que estuve de médicos intentando conseguir el embarazo, muchas amigas y también mi hermana o mi madre se ofrecieron a acompañarme a las visitas, pero yo pensaba que ya había decidido hacerlo sola, no tenía por qué molestar a nadie. Ahora, con perspectiva, creo que si tuviera que volver a hacerlo, cosa que no haré, sí que me dejaría cuidar un poco más.

Las tres inseminaciones no funcionaron y gestionar la decepción fue complicado, pero de cara a la galería me hacía la fuerte e intentaba convencerme de que tarde o temprano llegaría, de que con la FIV seguro que lo conseguiría. Tampoco tuve suerte.

No podía y no quería pagar el tratamiento privado, había agotado las opciones de la seguridad social y tenía muy claro que quería ser madre. Miré las posibilidades de adopción y la lista de espera era larguísima, ya tenía treinta y siete años y no quería esperar cuatro o cinco años más. Entonces, una amiga que trabaja en estos temas me habló sobre la adopción de criaturas con necesidades especiales.

La gente quiere tener hijos perfectos, guapos, fuertes y sanos, pero no siempre funciona así. Pensé en lo que habría hecho si, estando embarazada, me hubieran dicho que mi criatura tenía algún problema de salud, y supe que si la criatura hubiera sido viable no habría querido abortar. Mi amiga me dio el contacto de una persona de la fundación que lleva ese tipo de adopciones y quedé con ella. Me contó cómo funcionaba, con qué situaciones me podría encontrar, y sobre todo me dijo que no tuviese prisa, que me lo pensase todo lo que me hiciera falta. La verdad es que ya me había decidido.

Hice las formaciones necesarias y había gente de todo tipo; muchas parejas lo dejaron a mitad del proceso. Conseguí la idoneidad y al cabo de poco llegó mi hija. Todo el proceso duró más o menos lo mismo que un embarazo.

No diré que sea fácil criar a una niña con diversidad funcional, pero estoy contenta con cómo ha ido. Si me hubiera quedado embarazada durante el proceso de reproducción asistida, ahora no la tendría a ella, ni ella me tendría a mí. No renunciaría a ella por nada del mundo.

Mujer, 43 años, dos años de tratamientos, ocho meses en proceso de adopción, una hija viva.

|

La terapeuta especialista en luto gestacional no te cae bien pero no dice cosas inútiles ni insultantes, te dice cosas que te hacen llorar porque son ciertas y también porque todo te hace llorar, claro, pero también ella ha pasado por esto, está claro que ha pasado por esto, es una no-amiga jersey, una mujer jersey, digamos, con la que no quedarías para tomar unas copas porque te cae mal pero te mira con esa mirada que abriga, y coges un pañuelo de papel de los que hay preparados, porque aquí se viene a llorar, es evidente, y quizás por eso no te cae bien, porque ella lo ha pasado y ahora está bien y acoge en este despacho minúsculo a mujeres que no saben qué hacer con su agujero negro desde su superioridad profesional de mujer que ha gestionado su agujero negro y lo ha convertido en luz, en faro que guía a las pobres otras.

Ya teníamos una hija que había gestado mi pareja. A ella le había sido muy fácil quedarse embarazada y todo había ido como la seda, y yo soy cinco años más joven que ella, así que pensamos que pasaría lo mismo conmigo.

Las primeras pruebas no me salieron bien, descubrieron que tenía fallida ovárica prematura. Tenía reglas bastante irregulares, pero no me lo esperaba en absoluto, creía que entraba dentro de lo normal. Nos dijeron que me sería imposible quedarme con óvulos míos, porque en estos casos la estimulación ovárica no suele funcionar. Mi compañera propuso volver a intentarlo ella, pero yo tenía muchas ganas de vivir un embarazo. Acompañar el suyo había sido precioso, pero quería saber qué se sentía, notar a la criatura moverse dentro... Me da un poco de vergüenza decirlo así, pero es como me sentía. En la clínica nos propusieron hacer el método ROPA, que es básicamente usarla como donante de óvulos para embarazarme yo. Para acceder a esa técnica tuvimos que casarnos, porque de lo contrario no es legal.

En su caso se había quedado embarazada la primera vez con una inseminación y me sentí un poco egoísta por hacerla pasar por quirófano para hacer la extracción de óvulos. Ella bromeaba diciendo que sería peor otro parto, pero sigo sintiéndome en deuda con ella. No sé cuántos ovocitos le extrajeron con la estimulación que le hicieron, pero recuerdo que el médico dijo que fue una barbaridad. Tiene gracia, unas tanto y otras tan poco.

Las hormonas me sentaban fatal. Nuestra hija mayor nunca ha dormido muy bien y yo siempre estaba de mal humor, sobre todo cuando pasaba el tiempo de la betaespera y el resultado era negativo. Finalmente llegó el embarazo y tendría que haber estado muy contenta, y en parte sí, pero también estaba agotada. Tenía muchísimo sueño y claro, con la niña, era difícil dormir lo que necesitaba. Al cabo de nueve semanas perdí a la criatura, y el siguiente embarazo pasó lo mismo.

Yo estaba muy mal, mi compañera me propuso hacer una pausa, recuperarme, volver a intentarlo más tarde... Pero no me veía capaz de renunciar. Lo intenté una vez más y nuestra segunda hija nació de ese tercer embarazo.

Fue un embarazo muy difícil, con el miedo constante a la pérdida y muchas dificultades físicas. Sentía un resentimiento irracional hacia mi pareja, porque su embarazo había sido un camino de rosas y yo quería vivir eso, y no la realidad que estaba teniendo que vivir. Creo que mi depresión posparto vino de todo el proceso, y estuvimos a punto de separarnos. Ella creía, con razón, que mi mal humor era injusto, y yo creía, también con razón, que ella no me entendía. Tuvimos que hacer mucha terapia de pareja, pero finalmente conseguimos salir del hoyo.

Si hubiera sabido cómo irían las cosas, seguramente no me habría metido en ese lío. Habría preferido que lo intentase ella de nuevo que pasar por todo lo que he pasado. Ahora ya está hecho, tenemos dos hijas fantásticas y como pareja estamos mejor. Pero creo que es importante que se cuenten los casos complicados, y no solo cuando las cosas van bien, porque cuando te has montado ciertas expectativas es muy difícil tener que rendirse.

Mujer, 35 años, tres años de tratamientos, dos abortos durante el primer trimestre, dos hijas vivas.

Desde el mes de julio hasta el diciembre pasado, 285 mujeres lesbianas y/o sin pareja han accedido a un tratamiento para ser madres a través de procesos de reproducción humana asistida en centros públicos. Hasta julio, solo podían acceder a la fecundación *in vitro* o a la inseminación artificial a través de la salud pública las mujeres heterosexuales con pareja y problemas de fertilidad. El Gobierno, sin embargo, modificó el protocolo el verano pasado para ampliar el acceso a todas las mujeres, independientemente de si tienen pareja o de si su pareja es masculina o femenina.

El protocolo, basado en los principios de autonomía, dignidad y privacidad, distingue dos formas diferentes de acceder al servicio: las mujeres que tienen problemas de fertilidad y las que no. Es decir, la única razón diferencial es clínica. A partir de julio, las primeras interesadas ya pudieron ser incluidas en las listas de espera para iniciar el tratamiento a través de algunas de las técnicas incorporadas en el protocolo: la estimulación ovárica, la inseminación artificial conyugal, la inseminación con semen de donante, la fecundación in vitro (FIV) con gametos propios o donados y la microinyección citoplasmática de espermatozoides. Según datos de Sanidad, en Cataluña en 2015 había 2801 personas en lista de espera para una fecundación *in vitro* y el tiempo medio de espera era de 22 meses.

El nuevo protocolo, aprobado este verano, llega un año y medio después de la aprobación de la Ley

11/2014 que establecía en uno de sus artículos «garantizar a las mujeres lesbianas la igualdad de acceso a las técnicas de reproducción asistida».

Noticia publicada en *El diari de la sanitat* el 16 de marzo de 2017.

Sabíamos que por vía «natural» no me quedaría embarazada porque mi marido, que era mayor que yo y ya lo había intentado con su exmujer, tenía problemas de fertilidad, y decidimos recurrir a la FIV. A mí todo el proceso se me hacía cuesta arriba y le había propuesto usar un donante e intentar una inseminación, porque parecía que por mi parte todo estaba bien. Él se negó en redondo, diciendo que o teníamos un hijo «suyo» o no teníamos ninguno. Tendría que haberme plantado en ese momento, pero cuando estás metida en la relación no ves las cosas tan claras.

Durante el proceso, con la medicación, sufrí un síndrome de hiperestimulación ovárica grave, con torsión ovárica. Tuvieron que ingresarme y no pudieron salvar el ovario ni la trompa, ni obviamente el posible embarazo del embrión que me habían puesto. El hecho de ser menor de treinta años, que tenía que jugar a mi favor en el momento de la concepción, resultó ser un factor de riesgo en el caso de la FIV.

Después de todo aquello no quise saber nada más de las clínicas, y la relación con mi marido se deterioró mucho. Yo estaba enfadada no solo porque había puesto mi vida en peligro por su obsesión por tener hijos «de su sangre», sino porque, encima, él era incapaz de ver mi perspectiva. Él creía que si le quería era lo menos que podía hacer, y no veía que si él me hubiera querido a mí tal vez podríamos habernos planteado otras opciones. Sea como sea, nos separamos. Todavía soy joven y no digo que en un futuro no pueda intentarlo con el ovario que me queda, suponiendo que mi pareja sea fértil, pero lo que sé seguro es que nunca en la vida me someteré a ningún otro tratamiento de reproducción asistida.

Supongo que por mi edad, o quizás porque en su momento busqué información sobre el tema y el algoritmo se ha dado cuenta, recibo anuncios de clínicas que buscan «voluntarias» para hacer ovodonación. El proceso para extraer los ovocitos es el mismo que seguí yo, y saben perfectamente que cuanto más joven sea la chica, más riesgo de síndrome de hiperestimulación ovárica hay, pero a las clínicas les da lo mismo, no miran por la salud de nadie, solo buscan su beneficio. Desde que me pasó esto estoy totalmente en contra de la ovodonación y entiendo perfectamente a los países donde está prohibida; arriesgas tu salud y ni siquiera te lo dicen. A las chicas jóvenes que creen que es una forma fácil de ganar mil euros les diría que se lo piensen bien, si a nosotras nos dan mil euros y a ellos les dan cincuenta no es porque valoren más nuestro esfuerzo, es porque si no hubiera tanto dinero sobre la mesa no habría nadie que pasara voluntariamente por un proceso tan desagradable y potencialmente peligroso. A las mujeres que están pensando en comprar óvulos, les diría que se informen antes de todo lo que puede salir mal. ¿De verdad están dispuestas a utilizar el resultado de un procedimiento que pone en peligro a otras mujeres?

Mujer, 27 años, pocos meses de tratamiento, ningún hijo vivo.

m

Sugiere actos simbólicos que al principio te parecen estúpidos pero luego ves que sí, que te hace bien ponerle un nombre, y el nombre es Candela, que es el nombre que le habrías puesto a la criatura si hubiera nacido, y también porque te quema como un fuego que no exista, y quizás ese fuego de su nombre será consuelo en este invierno helado en el que se ha convertido tu vida ahora que Candela ha muerto, ahora que Candela no crecerá, ahora que Candela es solo tuya porque nadie más parece creer que exista.

Nosotros tuvimos que mentir descaradamente, porque como no éramos pareja no entrábamos en los supuestos previstos. Mi mejor amigo y yo habíamos probado algunas inseminaciones en casa y no habían funcionado, así que sospechábamos que algo andaba mal y que necesitábamos ayuda médica.

Llevábamos tiempo bromeando con que seríamos un gran equipo de crianza y que, si llegábamos a la edad en que se nos pasaba el arroz y no teníamos pareja, tendríamos que intentarlo. Al final, de tanto decirlo en broma, terminamos hablándolo de verdad y decidimos que sí, queríamos hacerlo. Nos planteamos tener relaciones sexuales, pero no sentíamos ninguna atracción entre nosotros; cada vez que lo intentábamos nos daba la risa y no había manera. Era como intentar hacer el amor con mi hermano, imposible. Unas amigas lo habían hecho por inseminación en casa con el esperma de un amigo y les había funcionado, así que lo intentamos. Es muy sencillo, en realidad solo tienes que saber cuándo ovulas, tomar la muestra y meterte un jeringazo dentro de la vagina (¡sin aguja!). Cuando nos dijeron cómo iba no podíamos creer que fuera tan sencillo. Además, como en nuestro caso era un proyecto común, no era tan raro como mis amigas, que cada vez que la que quería quedarse embarazada ovulaba tenía que llamar al colega. Nosotros llevamos años compartiendo piso y todo era más fácil.

Lo intentamos durante unos meses y, cuando vimos que no funcionaba, fuimos al médico. Tuvimos que decir que éramos pareja, por supuesto. Nos preguntaron cuántas veces al mes teníamos relaciones sexuales, cuánto tiempo lo habíamos estado intentando... Respondimos de la forma más precisa posible, pero me gustaría haber dicho «mira, esta es la situación», y ya está.

Al final, nos hicieron pruebas y nos dijeron que solo lo lograríamos si hacíamos FIV. Salió bien a la primera y ahora tenemos en común a una niña de cinco años. Vivimos los tres juntos y está a punto de mudarse con nosotros mi pareja, a quien conocí poco después del nacimiento de la niña y que también se ha implicado mucho en la crianza. Es una configuración inusual, pero tener a tres personas adultas para cuidar a una sola criatura es ideal y nos entendemos muy bien, la verdad.

Sería bueno que no tuvieras que hacerte pasar por pareja para acceder a las técnicas de reproducción asistida por la seguridad social. Cómo nos organizamos para criar no debería ser asunto de nadie, y deberíamos tener el mismo derecho a tener hijos juntos como amigos que como pareja.

Mujer, 39 años, varias inseminaciones domiciliarias, pocos meses de tratamiento, una hija viva.

El artículo 30.2 de la Ley 14/2010, de 27 de mayo, de derechos y oportunidades en la infancia y la adolescencia (LDOIA) establece que «Los niños y adolescentes tienen derecho a conocer su origen genético, padres y madres biológicos y familiares biológicos». Por ello, el Gobierno ha aprobado el Decreto 169/2015, de 21 de julio, por el que se establece el procedimiento para facilitar el conocimiento de los orígenes biológicos (DOGC nº 6919, de 23 de julio), del preámbulo del cual que se infiere que esos orígenes incluyen el origen genético: el artículo 30.2 de la Ley 14/2010 declara el derecho a conocer los orígenes, lo que debe entenderse referido no solo al aspecto puramente biológico de determinar el vínculo genético con las personas de las que desciende y el conocimiento de la identidad de los progenitores biológicos, sino también al conocimiento de la propia historia personal, que incluye el entorno social y familiar y las circunstancias vividas durante la infancia.

En primer lugar, es necesario considerar si cuando hablamos de orígenes nos referimos simplemente a datos generales sobre el lugar y las circunstancias del nacimiento y tal vez de la primera infancia, o si el término se refiere a datos exhaustivos de todo tipo, referidos a los padres y la familia extensa, incluso la identidad civil. Esta interpretación más completa es la que ha hecho la normativa en Cataluña respecto a las personas cedidas en adopción.

En segundo lugar, cabe preguntarse si ese derecho solo puede ser ejercido por las personas adoptadas o también deberíamos entender que es aplicable al ámbito de las técnicas de reproducción asistida (TRA), a las concebidas mediante gametos donantes o incluso con gestante subrogada, y en la misma interpretación extensa del derecho. Para responder a esa cuestión, habrá que dilucidar si está justificado establecer diferencias entre la filiación adoptiva y la derivada del recurso a TRA, en la medida en que no parten de situaciones objetivamente equiparables. Especialmente relevante es el hecho de que la filiación adoptiva parte de un contexto inicial de entorno biográfico previo y vulnerabilidad del nacido, del que deriva la cesión en adopción (a menudo también con rasgos fenotípicos que indican claramente un origen diferenciado), un contexto que no se produce en TRA. Muchas de las reticencias actuales al conocimiento de los orígenes de las personas concebidas a través de gametos donados son de tipo consecuencialista y se basan en argumentos de posibles efectos negativos en el afectado o su entorno –no demostrados empíricamente–, o utilitarios, como el que apela al impacto económico en el ámbito de la reproducción asistida, incompatibles con la existencia de un derecho subjetivo.

La falta de una gran demanda en cuanto al conocimiento de los orígenes no puede ser un argumento que impida a los individuos que lo deseen acceder a un aspecto importante de su identidad, en tanto que el derecho a conocer no puede subordinarse a la existencia de un mayor o menor deseo de conocer. En última instancia, hay un argumento de justicia generacional, según el cual la generación actual no debería decidir para las futuras lo que estas quieran saber o no.

Las consecuencias que pueden derivarse de la supresión del anonimato en el caso de la donación de gametos, no pueden ser las razones por las que el Estado prive a la persona concebida con gametos de un donante de un aspecto importante de su vida: la libertad de elegir qué significado le otorga a los componentes genéticos de su identidad.

«El derecho a conocer los orígenes biológicos y genéticos de la persona», Comitè de Bioètica de Catalunya (fragmento), en <https://canalsalut.gencat.cat/web/.content/_Sistema_de_salut/CBC/recursos/documents_tematica/dret_origens_biologics.pdf>.

Después de tres abortos en un año, empecé a hacerme pruebas en el Hospital del Mar. Tuve la suerte de ser una de las últimas pacientes en tener un estudio genético; actualmente si quieres ese estudio solo te queda la atención médica privada, y no es barato. Me detectaron una translocación cromosómica, que es lo que provocaba los abortos. Si quería quedarme embarazada tendría que ser con una FIV con ovodonación, pero como ya tenía 40 años tendría que ir a la privada.

No entiendo por qué ahora no hacen estudios genéticos por la pública. Es como si te dijeran que tu sufrimiento no importa, que tus pérdidas no importan. No sé si quien toma esas decisiones ha sufrido alguna vez tres abortos seguidos, pero para mí fue muy doloroso. Y no solo dejan secuelas psicológicas, muchas cosas pueden salir mal. Es desgarrador pensar que si no tienes dinero es posible que nunca sepas que por mucho que lo intentes tus embarazos no llegarán a prosperar.

Tuve que pedir un préstamo para hacerme la FIV. Si hubiera tenido que pagar más ciclos, no sé si habría podido. Me quedé embarazada de gemelos y por eso tengo dos hijos, pero si solo hubiera tenido uno no lo habría repetido, por edad y por el precio.

Mujer, 47 años, tres abortos en el primer trimestre, una FIV, dos hijos vivos.

«Consigue un vientre plano en siete semanas», dice el anuncio. Pero tú no quieres un vientre plano, quieres el vientre redondo, rotundo, innegable de las embarazadas de revista. Las que llevan ropa blanca de algodón o de lino, se sientan en una mecedora o en el verde de un jardín soleado. «Si todo hubiera ido bien, ahora estaría de siete meses», piensas, y no acaricias el vientre plano porque desde que no hay criatura te da cosa tocarlo.

A él también. Te toca la espalda y los brazos y las piernas, pero evita con cuidado la barriga. Ni se le acerca, de hecho. No te abraza por detrás cuando estás en la cama, no le notas el aliento entre tu pelo. El sexo que practicáis baila desde la entrepierna hasta los pechos, del culo hasta los muslos, desde la boca hasta las manos. Buscando la elipsis absoluta del vientre evitáis cualquier posición que confronte los ombligos; se os escapa el placer entre el esfuerzo de no miraros a la cara. El orgasmo llega casi inevitable, como un eructo o un estornudo, como un pedo que alivia pero que da vergüenza confesar.

No, no es un vientre plano lo que quieres lograr en siete semanas. Es recuperarte. Recuperaros. Y que el vientre sea solo eso, una parte del cuerpo llena de tripas y ovarios y apéndice y trompas, llena de útero y vagina y lo que sea que llena los vientres, y no este vacío de agujero negro que se te traga.

Cuando miro hacia atrás, esos ocho años son como un paréntesis en mi vida. Mis amigas se quejan de lo absorbentes que son los bebés, pero para mí cuando finalmente no pude dormir porque el bebé estaba llorando fue un descanso. Ya no estaba dándole vueltas a la cabeza pensando por qué todo el mundo tiene hijos y yo no.

Es muy duro. Primero el embarazo que no llega, luego llega, pero lo pierdes. Con el primer aborto se me cayó el mundo encima; no me lo esperaba en absoluto. Cuando vi las dos líneas en la prueba de embarazo, la alegría fue tan enorme que ni siquiera se me pasó por la cabeza que aquello no significaba nada, que aún podían pasar muchas cosas, y que pasarían. Luego, cuando ya has tenido unos cuantos, te lo tomas de otra forma, aprendes a ver los embarazos no como tu bebé, sino como una especie de número de la lotería que podría terminar con un premio. Y, como si fueras ludópata, cada vez que pierdes piensas que una vez más y ya está, que esta vez quizá sí.

Mi pareja estaba por mí y me apoyaba, pero a veces me sondeaba, a ver si estaba dispuesta a parar. Yo primero me subía por las paredes y luego le decía que vale, sí, que lo intentábamos una vez más y si no salía bien, parábamos. Pero cuando no salía bien los médicos me proponían otra técnica, o yo buscaba otra clínica con mejores valoraciones, con más avances técnicos, con más de lo que fuera, y quería volver a intentarlo. Conozco a algunas mujeres que dicen que tienes que decidir cuándo vas a parar antes de empezar. «Si la tercera FIV no funciona, no hago más». Pero a esas mujeres les ha funcionado en una de esas tres y por eso lo dicen, porque si a la tercera FIV no les hubiera funcionado, seguramente habrían hecho una cuarta. Miras hacia atrás y ves por todo lo que has pasado y eres incapaz de abandonar sin haber logrado tener un hijo; sería una broma demasiado cruel, tanto sufrimiento para nada.

En mi caso el dinero no era problema, de hecho podía permitirme dejar de trabajar para poder hacer las visitas médicas, las dietas, los reikis, las sesiones de *mindfulness*, el gimnasio, constelaciones familiares, la acupuntura, cualquier cosa que alguien me dijera que me serviría. Toda mi vida giraba en torno a la hora en que tenía que pincharme, a las pastillas que tenía que tomarme, a cuando me hacían una ecografía. Dejé de viajar, que es una de las cosas que más me gustan en la vida. Me distancié de muchas amigas porque no podía soportar verlas embarazadas primero y con los bebés en brazos después, era incapaz de felicitarlas sinceramente.

Mi hijo nació cuando yo tenía cuarenta y ocho años y lo había estado buscando durante nueve años, los ocho años de tratamientos más uno de intentarlo en casa. No nos lo esperábamos, la verdad, y es el resultado de una adopción de embrión. El embarazo no fue particularmente difícil, más allá del hecho de que ya había dado a luz a dos bebes muertos. Me pasé todo el embarazo encerrada en casa, no quería que nadie supiera que estaba esperando, porque sabía que si el niño moría no soportaría que la gente me preguntara cómo había ido todo y dónde estaba el niño cuando me viesen por la calle, como me había pasado las otras dos veces. Hasta que tuvo un par de días y vi que no pasaba nada, que era un niño sano, que comía y cagaba y lloraba y me miraba con esos ojos suyos, no me lo creí del todo, y luego seguía entrando en pánico por la posibilidad de una muerte súbita hasta que tuvo ocho años bien cumplidos. Todavía ahora, a veces, le miro dormir y me parece increíble que esté respirando.

Sería hipócrita decir que alguien debería haberme parado mucho antes, porque en el fondo creo que valió la pena, pero soy consciente de que las clínicas privadas que me trataron a lo mejor no tuvieron un comportamiento del todo ético. Si no hubiera tenido dinero, habría hecho tres inseminaciones, un par de fecundaciones *in vitro*, y si de ahí no salía ninguna criatura viva, mala suerte, porque así es como va en la sanidad pública. Hay quienes dicen que es injusto, pero no sé, tal vez es más razonable que el camino que he seguido yo. Nuevamente, es hipócrita que lo diga yo, que he podido pagar un tratamiento tras otro hasta que he tenido a mi hijo, pero no lo sé. A veces pienso en cómo habría sido mi vida si no hubiera pasado esos ocho años de pesadilla.

Mujer, 57 años, varios abortos en el primer trimestre, dos muertes perinatales, un hijo vivo.

TU TRATAMIENTO DE INSEMINACIÓN ARTIFICIAL 2×1 🖤

En EVA haremos posible lo imposible para ayudarte a convertirte en mamá. 🧍🖤 Desde el nacimiento de EVA nuestra filosofía ha sido clara, democratizar el sector de la reproducción asistida y ofrecer precios asequibles a quien lo necesite. Este mes tu tratamiento de Inseminación Artificial 2×1. Si para tu caso concreto y bajo diagnóstico médico necesitas otro tratamiento, contamos con una partida de ayudas en los tratamientos de fertilidad para que nadie se quede sin su derecho a formar una familia. Si quieres informarte sobre tu caso concreto, en EVA ofrecemos todas las visitas médicas gratuitas. Pide tu cita gratuita aquí.

Anuncio en el muro de Facebook de la Clínica EVA, 5 de febrero de 2019.

Creo que lo que más odio que me digan es que el embarazo llegará cuando me relaje. Resulta que cuando empezamos a buscar yo estaba relajadísima, feliz como la que más, cero estrés. Fue cuando llevábamos meses buscando y nada cuando empecé a estresarme. O sea, es al revés, te pones nerviosa porque no te quedas embarazada, no es que no te quedes embarazada porque estés nerviosa.

Yo sé que la gente lo dice con buena intención, pero de verdad que no lo soporto. Me añade culpa, como si no sintiera ya bastante. Es culpa mía porque he empezado tarde. Es culpa mía porque no hago bastante ejercicio. Es culpa mía porque no me relajo.

Luego te cuentan la historia de su amiga, que cuando ya lo había dado por perdido, toma. Y sí, que no digo yo que no sea cierto, pero la gente podría tener un poco más de vista. Este verano nos hemos tomamos un descanso con los tratamientos y hemos dedicado las vacaciones a desconectar, pero me ha sido imposible dejar de pensar en ello. Cuando, al volver del viaje, me bajó la regla, me di un hartón de llorar.

Encima es que te dicen que te relajes, pero no tienen idea de cómo afecta la medicación a tu estado de ánimo. No son solo los altibajos hormonales, también está el hecho de que yo ya no podía tomar la píldora anticonceptiva porque me deprime muchísimo, y lo que me están dando ahora no tengo ni idea de si es lo mismo o similar, pero estoy que no me aguanto ni yo.

También me da mucha rabia cuando el médico te dice que hagas vida normal. Vida normal no es pincharme todos los días exactamente a la misma hora, pase lo que pase, ir cada dos días a hacerme una eco, tomarme la medicación y ponerme unos parches horribles que me dejan marcas negras en la piel dificilísimas de limpiar. Vida normal es tomarme un vermut con mis amigos sin pensar que alcohol mejor que no, que está contraindicado.

De momento llevamos un año así y no sé si quiero seguir. Tal vez hagamos un ciclo más y si no sale bien, pues ya veremos. Me cuesta pensar que a lo mejor no podremos tener hijos, pero esto de ahora no es vida.

Mujer, 37 años, un año de tratamiento, ningún hijo vivo.

o

Cuando te preguntan cuántos hijos tienes, quieres decir que dos, Clara y Candela, que Clara tiene tres años y Candela ninguno, que está muerta y no ha nacido, pero sabes la cara que pone la gente si dices eso, sabes que no aguantarás la mirada horrorizada primero, cuando oyen «está muerta», y aliviada después, cuando oyen «no ha nacido», porque la gente no cree que una criatura pueda morir si no ha nacido, y la gente es imbécil y enciendes el móvil, mejor, y llamas a una amiga jersey, y hablas de la edad que tendría su criatura de haber nacido, y de la barriga que tendrías ahora si Candela no hubiera muerto, y lloras pero sonríes, y a lo mejor la vida ahora sea eso, no poder sonreír sin llorar. Y reunir fuerzas. Reunir fuerzas para ser la madre de la niña viva mientras eres la madre de la niña muerta, y saber que siempre serás esas madres, y respirar hondo y repetirte a ti misma que sí, que casi seguro que estarás bien. Si no pronto, en el futuro, pasado un tiempo. Pero ¿cuánto tiempo?

Después de la operación vino un furor sexual que no me esperaba. No se nos habla del luto como la caída de un muro, como la apertura de una presa que, al dejar de contener la riada, da paso a una fuerza que no negocia con el paisaje, que lo arrasa todo y transforma camino y horizonte.

No podía quedarme embarazada, acababan de extirparme el útero. La insistencia en actos idénticos a los de hacía unos meses, ahora fértiles solamente en el campo de un placer casi hostil de tan carnívoro, era la conversión del ritual en simulacro, primero, y luego en refugio.

Mi marido también se entregó al hambre. Tal vez como estrategia para no tener que hablar, para no tener que llorar, para estar conmigo, pero con los ojos cerrados a la sombra que me devoraba. A veces me miraba y yo no quería ver que me estaba interrogando, que dudaba de si aquello realmente me hacía bien, que me seguía la corriente porque era más fácil que contradecirme.

Pensamos en el sexo como un impulso de vida; para mí, en ese momento, era la forma más efectiva de olvidar que estaba viviendo.

Mujer, 47 años, dos años de tratamientos, una pérdida gestacional en el primer trimestre, ningún hijo vivo.

La píldora anticonceptiva masculina avanza muy lentamente, pero avanza. Pueden pasar años antes de que se comercialice una segura y efectiva, pero no tantos como se pensaba.

[...]

Los investigadores han aprovechado la larga experiencia en anticoncepción femenina, más de 60 años, para desarrollar una píldora que tenga el menor número posible de efectos secundarios. Y, al contrario de lo que ocurre con las mujeres, este fármaco reduce la fertilidad de los hombres sin interferir con las hormonas sexuales, tal y como explica la profesora Gunda Georg, directora del proyecto:

«El mundo está listo para un agente anticonceptivo masculino y producir uno que no actúe sobre las hormonas. Es lo más adecuado, teniendo en cuenta lo que sabemos sobre los efectos secundarios que han sufrido las mujeres durante décadas a partir de la píldora».

[...]

El fármaco, llamado YCT-529 y que se presentó en abril de 2022, inhibe la proteína RAR-a (el receptor alfa del ácido retinoico), que está implicada en la formación de espermatozoides. Esta proteína forma parte del grupo de receptores nucleares que, junto con un derivado de la vitamina A, son necesarios para el desarrollo embrionario, el crecimiento de las células y su diferenciación, por ejemplo, para formar espermatozoides.

El ensayo con ratones ha sido un 99 % efectivo para prevenir el embarazo. Sus efectos han desaparecido un mes después de dejar el medicamento, es decir, que en 4 semanas han recuperado la fertilidad.

Históricamente, la carga de la anticoncepción siempre ha recaído sobre las mujeres. Existen una decena de métodos de barrera diseñados para la mujer, como el preservativo femenino, el diafragma o DIU (dispositivo intrauterino), hormonas inyectables o en parches, anillos vaginales, píldoras, implantes anticonceptivos, las llamadas «píldoras del día después» o la ligadura de trompas, como método quirúrgico definitivo. La mayoría, sin embargo, con efectos secundarios.

En los hombres, en cambio, hay menos opciones seguras: básicamente dos, el preservativo y la vasectomía. La ciencia ha estado buscando un fármaco para hombres similar a las píldoras anticonceptivas para mujeres durante años. Hay ensayos en curso sobre pastillas o geles que actúan sobre la testosterona, la hormona sexual masculina, pero su inhibición provoca efectos secundarios como el aumento de peso o del colesterol malo o depresión.

Los voluntarios que participan en este estudio recibirán dosis cada vez más altas del compuesto YCT-529, y serán monitoreados, para ver si este fármaco reduce la cantidad de espermatozoides presentes en el esperma y si tienen o no algún efecto secundario.

La licencia para producir y vender este medicamento fue comprada por Your Choice Therapeutics, que asegura que el medicamento es «99 % efectivo y 100 % reversible» y «tan efectivo o más que las píldoras anticonceptivas femeninas».

Virginia Arqué Nueno en el portal de la CCMA, 16 de diciembre de 2023.

Admito que tengo un poco de resentimiento hacia mi compañero. Durante el largo período de pruebas hasta que encontraron la causa de la infertilidad, parecía como si él asumiera que el «problema» era yo. Dijo que habíamos esperado demasiado tiempo, que era demasiado mayor, que él hacía tiempo que quería intentarlo... Me hizo sentir muy culpable y, cuando finalmente se vio que los seminogramas no salían bien, de repente vi que tenía que consolarle y asegurarle que no era culpa suya. Que, obviamente es lo que pienso, la infertilidad te toca, no la eliges. Pero después de toda la culpa que me había echado encima, alguna vez se me pasó por la cabeza vengarme. No le dije nunca nada por el estilo, pero no puedo negar una cierta satisfacción interior cuando leía algún artículo que decía que la vida sedentaria o la ropa demasiado ajustada podían causar infertilidad. «Si hubieras hecho más deporte». «Si no llevases los vaqueros tan ajustados». Además, si me pongo a admitir debilidades, tal vez no le decía nada de eso para sentirme moralmente superior. «¿Ves? Yo sí que lo estoy haciendo bien».

Le hicieron seminogramas en todas las condiciones posibles: con días de abstinencia, sin, tomándose tal suplemento, esperando un mes porque tuvo gripe... Llegó a un punto en el que ya vieron que no sucedería de forma natural, que los recuentos siempre eran bajos. El andrólogo investigó la causa y era una obstrucción de los canales. Nuestra única opción era operarlo para hacerle una biopsia testicular para tratar de pescar un puñado de espermatozoides antes de que murieran en los canales.

Mi pareja me pidió que no le contase a nadie que estábamos pasando por un proceso de reproducción asistida; le hacía sentir muy violento que la gente pudiera pensar que no era «lo bastante hombre». Sería fácil culparle, pero supongo que la carga social de «ser lo bastante hombre» le pesa demasiado, y no la ha inventado él. Solo se lo he comentado a mi mejor amiga, que pasó por un proceso similar, porque realmente necesitaba hablar con alguien que entendiera cómo me sentía.

Como esa técnica implica la crioconservación, no hubo más remedio que optar por la FIV. Afortunadamente, durante la operación pudieron recuperar espermatozoides y congelarlos. Luego me tocó a mí pasar por todo el proceso. Todo había ido muy lento y de repente se precipitó: después de un proceso bastante largo para averiguar qué sucede y cuál es el plan de acción, una vez que comienza la hormonización te das cuenta de que, al cabo de nada te están introduciendo un embrión, un hijo o una hija, en un quirófano.

Tuve que tomar píldoras anticonceptivas durante tres semanas para controlar mi ciclo y provocar la regla en un momento concreto. Cuando dejé las píldoras, después de seis días comenzaron las inyecciones hormonales para producir muchos ovocitos. Tenía que pincharme en casa, y cada dos o tres días tenía que hacerme un control ecográfico. A los pocos días ya me estaba pinchando el medicamento que detiene la ovulación, y dos días después ya me provocaban una ovulación controlada.

Cuando desperté de la anestesia general que me pusieron para hacer la punción folicular, me dieron la noticia de que lamentablemente solo habían rescatado 6 ovocitos de los folículos, que no son muchos. Pudieron fertilizar cuatro, de los que solo dos progresaron, y me transfirieron uno. En una semana tuve el positivo de embarazo, que afortunadamente salió bien.

A lo largo del proceso de FIV, mi pareja nunca me mostró el apoyo que necesitaba. Estaba como enfadado conmigo, y yo a veces sentía que estaba pasando por todo aquello por él, que si él no tuviera esa obstrucción podría haberme quedado embarazada sin pinchazos ni hormonas ni operaciones. Y encima no podía quejarme, porque alguna vez que le había mencionado que era pesado pincharme o ir a hacerme ecos tan a menudo, se mostraba dolido. Sentí que, aunque el proceso era físicamente mucho más difícil para mí, era yo quien le estaba cuidando a él. Una vez que se confirmó el embarazo, él solo quería fingir que la FIV no había pasado. No ha querido volver a hablar nunca de ello.

He hablado con amigas que lo han pasado muy mal, que han tenido más de un aborto, que han pasado mucho tiempo en tratamientos y sé que he tenido mucha suerte. Creo que, si me hubiera resultado más difícil, la hostilidad hacia mi pareja podría haber sido mayor. Al final, tenemos una hija, que es lo que más queríamos, y es fácil perdonar esos meses en los que no estuvo a la altura emocionalmente. Pero si el proceso hubiera sido más difícil... No sé si lo habría vivido bien.

Mujer, 41 años, una hija viva.

p

Vivir es simulacro. Mira, ahora te levantas; simulacro. Mírate, en la ducha, en la calle, en el trabajo, riendo, bebiendo, llorando, corriéndote. Simulacro. No es que lo pienses todo el rato, es que lo eres todo el rato. No es que pienses en la criatura muerta, es que eres la madre de la criatura muerta. Todo el rato. Comes, duermes, vives, sin ánimo. Te alegras sin ánimo. Sin ánimo respiras, sin ánimo suspiras, sin ánimo resoplas te desvaneces.

Lo que llevé peor fue la ansiedad de aceptar que cada paso depende del anterior. No pueden predecir el resultado y no pueden decirte lo que sucederá en la siguiente etapa porque todo depende de lo que suceda en esta.

Como no podía con la incertidumbre, no dejé un artículo científico, foro de Internet de estar por casa o video de YouTube por leer o por ver. Es un proceso muy complejo y sentía que cuanta más información tuviera, más preparada podía estar para afrontarlo. Fue como hacer un máster en biología a toda pastilla, y conocer el vocabulario y haber leído sobre las pruebas y los procedimientos me hacía sentir más segura cuando hablábamos con los médicos.

Mi mujer no quería saber nada de Internet. Decía que la información que da siempre es muy catastrofista y que prefería confiar en nuestra doctora, pero yo me hacía esquemas con todos los resultados posibles, con todos los caminos posibles. Era lo único que me calmaba un poco los nervios.

También me parece que no quieren darte mucha información para que no se te haga una montaña antes de empezar. Supongo que hay personas que, si tuvieran la información de todo lo que puede salir mal desde el principio, a lo mejor no se meterían en el proceso. Creo que en ese sentido tratan a las mujeres como si fueran niñas, como si no necesitasen entender los riesgos que corren.

Dediqué mucho tiempo a informarme y me fue muy bien, la verdad. También entiendo que otras mujeres piensen que no necesitan saber tantos detalles, y lo respeto. Creo que lo mejor sería que las clínicas te ofrecieran la información y, si no la quieres, se lo dices y ya está. Como lo hacen ahora, parece que tienen todas las soluciones cuando tú ni siquiera conoces el problema todavía.

Mujer, 37 años, pocos meses de tratamiento, un hijo vivo.

1. Las técnicas de reproducción asistida se realizarán solamente cuando haya posibilidades razonables de éxito, no supongan riesgo grave para la salud, física o psíquica, de la mujer o la posible descendencia y previa aceptación libre y consciente de su aplicación por parte de la mujer, que deberá haber sido anterior y debidamente informada de sus posibilidades de éxito, así como de sus riesgos y de las condiciones de dicha aplicación.

2. En el caso de la fecundación *in vitro* y técnicas afines, solo se autoriza la transferencia de un máximo de tres preembriones en cada mujer en cada ciclo reproductivo.

3. La información y el asesoramiento sobre estas técnicas, que deberá realizarse tanto a quienes deseen recurrir a ellas como a quienes, en su caso, vayan a actuar como donantes, se extenderá a los aspectos biológicos, jurídicos y éticos de aquéllas, y deberá precisar igualmente la información relativa a las condiciones económicas del tratamiento. Incumbirá la obligación de que se proporcione dicha información en las condiciones adecuadas que faciliten su comprensión a los responsables de los equipos médicos que lleven a cabo su aplicación en los centros y servicios autorizados para su práctica.

Artículo 3 de la Ley 14/2006, de 26 de mayo, sobre técnicas de reproducción humana asistida (fragmento).

Me resulta chocante tener un «posible hijo» congelado, que fue «creado» al mismo tiempo que mi hijo que ahora tiene tres años, pero que se ha quedado quieto, esperando... Si decidimos implantarlo, será el hermano pequeño, pero podría haber sido su mellizo. Es muy raro.

También me sorprende cómo conoces a tu hijo desde que es un grupo de celdas y te muestran una foto de una especie de bola, y dicen «este es de calidad A, y este otro va atrasado... Creo que es mejor transferir este el día cinco...». Es increíble haber visto y experimentado la creación de mi hijo desde que era un ovocito y un espermatozoide separados.

Tengo una amiga que me enseñó el vídeo de cómo progresaban sus fertilizaciones en directo. O sea, tiene grabado casi desde el primer contacto óvulo/espermatozoide y si todo va bien podrá enseñarle a la criatura cómo empezó todo.

Recuerdo una vez que me hicieron una placa de tórax cuando era pequeña y me dejaron llevarme la radiografía a casa. Muchas veces la observaba, alucinando de que aquello fuese yo por dentro. Esto es un poco lo mismo, pero infinitamente más bestia. No sé si me entusiasma o si me horroriza.

Mujer, 39 años, pocos meses de tratamiento, un hijo vivo.

q

No nos engañemos, no estás fingiendo. Respiras de verdad, y juegas, y vienes, y gritas. Pero se te ha vuelto el alma de corcho, y flotas a cinco centímetros de ti y te ves cómo eres y estás muy, muy lejos. Te preguntan si estás cansada, porque tu cara... Y dices que sí, porque es más fácil. Es más fácil decir sí, estoy cansada, que decir no, es que se ha muerto mi bebé y ya no sé ser otra cosa que su madre, la madre del bebé muerto, y todo lo demás es simulacro. Cansada se duerme, cansada se cura. Por eso les deja tan tranquilos que estés cansada. Esto otro, no. Esto otro es un abismo donde nadie quiere mirar, ni siquiera tú, que eres caída y eres tiniebla.

Sería fácil pensar que eres la protagonista del proceso: todo pasa por tu cuerpo. En el expediente está tu nombre y los intentos por incluir a tu pareja a menudo parecen forzados, como si quisieran meterlo con calzador para que se sienta parte del proceso, cuando en realidad el centro del universo está justo debajo de tu ombligo. Incluso cuando le hacen pruebas a él, es para que te quedes embarazada tú.

Pero es un tipo de protagonismo como el de Blancanieves, que la pobre solo va de aquí para allá a causa de las acciones de los demás, sin tener nada que decir sobre el tema. Hasta la idea de la urna de cristal y del beso mientras duerme tiene un paralelismo inquietante con algunas de las fases del proceso.

Nunca me acostumbré a que hablasen de mis óvulos, de mis embriones, de mi endometrio, como si fueran cosas ajenas a mí. Los pinchazos, las ecografías, todas las pruebas, todo lo hacían como si mi cuerpo no importara, como si la hinchazón, la incomodidad, incluso el dolor, no tuvieran ninguna importancia. Pasé por mucha angustia y mucha frustración, y nunca funcionó. Me hizo sentir muy mal, y no veo la necesidad de volver a sentirme así; si hubiera sabido cómo sería el proceso no me habría metido en él. No concibo programar mi vida nunca más entre ecografías, pinchazos y betaesperas.

Cuando comencé el tratamiento estaba esperanzada, con toda la confianza en que los médicos estaban allí para ayudarme. Pero, en realidad, su forma de ayudarme no me tenía en cuenta. El objetivo justificaba todos los medios, todos los sufrimientos. De hecho, mis sufrimientos ni siquiera se mencionaban. A dolores insoportables, como cuando durante el primer aborto espontáneo me dieron misoprostol y sufrí como en un parto, les llamaban «molestias». Era indignante.

Después de un par de años de decidir tirar la toalla, me quedé embarazada espontáneamente, los médicos no saben exactamente cómo es posible. La cuestión es que fue bien y ahora tengo una hija preciosa. Tal vez fue la venganza de mi cuerpo: dejadme en paz, que yo sé lo que me hago.

Mujer, 43 años, tres años de tratamientos, tres abortos durante el primer trimestre, una hija viva.

El síndrome de transfusión feto fetal es una enfermedad única y exclusiva de embarazos múltiples en los que dos o más fetos comparten una misma placenta. El paso de flujo entre los fetos, que normalmente se realiza de forma equilibrada, en este caso está descompensado. Mientras uno de ellos recibe menos sangre, crece y orina menos, el otro, en cambio, recibe más sangre, orina más y tiende a ser más grande. Para solucionar este problema se realiza una cirugía mínimamente invasiva, que separa los fetos en dos placentas. Este síndrome suele aparecer entre las semanas 16 y 25 de gestación. [...]

La gestación gemelar monocorial (MC) se produce en uno de cada 250 embarazos. Representa aproximadamente el 20 % de los embarazos gemelares y el 70 % de los embarazos monocigóticos (que provienen del mismo óvulo).

El síndrome de transfusión fetal es una patología que se produce entre el 10 % y el 15 % de las gestaciones monocoriales, por lo tanto, afecta aproximadamente a 1 de cada 3000 embarazos.

[...]

Si la enfermedad no se trata, el pronóstico para ambos fetos es extremadamente malo. La mortalidad es del 80 % al 100 % y el 40 % de los sobrevivientes tienen complicaciones posparto graves y secuelas a largo plazo.

En caso de tratamiento quirúrgico, el pronóstico mejora significativamente, logrando una supervivencia de al menos un feto de entre el 85 % y el 90 %

de los casos y de ambos fetos en aproximadamente el 65 % de los casos, con tasas de secuelas neurológicas actualmente en torno al 5 %.

Hospital Clínic de Barcelona , en <https://www.clinic-barcelona.org/ca/asistencia/malalties/sindrome-de-transfusio-fetus-fetal>.

Me asustaron: que si la FSH, que si 37, que si la antimülleriana… Solo hacía seis meses que estábamos buscando, pero tanta información me generó una incertidumbre tan profunda que me lancé de lleno al proceso. Quería ser madre, me estaba acercando a la temible frontera de los cuarenta y no me habría perdonado descubrir que había esperado demasiado.

Fuimos directos a FIV y en menos de 5 minutos prácticamente decidieron por mí. Me pusieron dos embriones, porque consideraban que así, a mi edad, era casi seguro que me quedaría embarazada. Efectivamente, me quedé embarazada de gemelos. A las ocho semanas, en una ecografía, me dicen que uno ha dejado de latir… Pero en una segunda ecografía el mismo día me dicen que se oyen dos corazones. Los médicos estaban desconcertados, yo no sabía ni dónde estaba… Al final, vieron que uno de los embriones se había dividido y que en algún momento, sin que yo lo supiera, había llevado trillizos. Fue una sensación muy rara, pensar que había perdido una criatura pero que de todos modos tendría dos.

Todavía quedaban malas noticias: era un embarazo monocorial biamniótico. Era la primera vez que oía esas palabras y no significaban nada para mí. De golpe, sin ningún tacto ni empatía, me explicaron los riesgos. Yo todavía no había procesado el paso de dos a uno y de uno a dos, era como si estuviera en un limbo, tratando de procesar. Podía perder a uno o quizá a medio embarazo tendría que plantearme sacrificar a uno para salvar al otro; el superviviente podría tener secuelas importantes; había posibilidades de transfusión feto fetal... No me había sentido nunca tan perdida.

En casa, cuando se fue mi pareja y me quedé sola, empecé a leer compulsivamente todo lo que encontraba en línea sobre el tema. No podía parar, los primeros tres meses los recuerdo encerrada en casa sin querer compartirlo con nadie, escondida. No era capaz de hablar del tema, estaba muerta de miedo. En la semana dieciséis llegó la temida transfusión feto fetal.

Durante la ecografía no me protegieron de nada, lo vi todo. Me hicieron el procedimiento mostrándome en la pantalla del ecógrafo a mis dos hijos. El personal médico se quejaba de que les faltaban agujas, plásticos, materiales, de que iban justos de presupuesto. De fondo, la pantalla con mis hijos. Desde el box de al lado se oía a una chica que estaba a punto de dar a luz. Yo ya sabía que los míos no se salvarían y se me rompía el corazón.

Intentaron hacerme parir igualmente, pero no dilataba. Tenía unos dolores horribles y no sabían qué hacerme, estuvieron toda la noche probando varios tipos de anestesia, nada funcionaba. Al final, a punta de día, me pincharon algo que funcionó. Le encargaron a mi pareja que vigilase mi corazón, después de tantas horas había que estar pendiente. Yo estaba y no estaba, y oía a mi pareja hablar con cuatro o cinco médicos a la vez, preguntando cuáles eran los próximos pasos. No estaban seguros. Cuando llegó la doctora del turno de la mañana, a las ocho, me mandó directamente al quirófano. «Tratad bien a mi útero», supliqué.

Después no hubo atención psicológica, no hubo orientaciones sobre lo que sucedería. Solo un mes y medio de hemorragia fuerte y la espera de los resultados de las autopsias. Cuando volví a sentirme con fuerzas, me implantaron otro embrión. Lo perdí a las ocho semanas de gestación. Técnicamente era la segunda pérdida gestacional, para mí era la cuarta. Estaba en estado de *shock*, no tenía confianza en mi cuerpo.

Pasó el tiempo. Sin contar con ello ni esperarlo, me quedé embarazada espontáneamente. No os haré sufrir más, esta vez salió bien y ahora tenemos una niña preciosa de tres años. Se puede decir que el embarazo fue bien, el parto fue fantástico... Pero fueron nueve meses de pánico, no pude disfrutarlo en absoluto, veía riesgos por todas partes.

Ha sido muy difícil para mí ser como antes, o más bien parecerlo, porque nunca lo seré. Siempre he pensado que aquel primer y único análisis no era correcto, que me empujaron a un proceso que tal vez no era necesario. Y que la gestión de la interrupción del embarazo de los gemelos fue pésima; si de todos modos no iban a sobrevivir, habría preferido hacerlo todo con más calma, tener más tiempo para planificarlo, poder saber lo que pasaría.

Mujer, 42 años, dos FIV, cuatro pérdidas gestacionales, una criatura viva.

r

Está la esperanza, no lo negarás, de que el simulacro cristalice. Que de tanto repetir los gestos de la felicidad o, por lo menos, de la vida que en algún momento te había dado felicidad, el día se preñe de sentido y nazca, viva, una tú que se abandone a ella de verdad. No ser más madre, ser solo hija del simulacro, y respirar.

Por lo que he oído de otras amigas, mi proceso fue rápido y fácil, a pesar de que a mí se me hiciese largo y angustioso. Lo que más me ayudó fue contárselo a mi familia desde el principio, e incluso en el trabajo. No tenía que poner excusas si tenía que llegar tarde o salir temprano para el tratamiento, porque todos ya sabían a dónde iba.

Compartirlo y hablar con otras mujeres que ya lo habían pasado me ayudó, y también me dieron muchos consejos que valoré. Algunos los seguí, otros no, pero tener todas esas experiencias al alcance de la mano me hizo sentir más preparada para tomar decisiones. Antes del tratamiento hice un estudio completo con una doctora de fertilidad que lo analiza todo desde el punto de vista holístico, y creo que eso ayudó a que todo saliera bien a la primera. Tomé algunos suplementos, mejoré algunos hábitos... No fue fácil, pero valió la pena.

A las familias les cuesta hablar del tema. Es como un tabú. Yo hablo de ello con absoluta normalidad, es parte de nosotros y negarlo sería ocultar una parte muy importante de nuestras vidas. No tenemos que avergonzarnos de querer ser padres, sea de la forma que sea. Cuando he hablado del tema con alguna madre más de una vez me han dicho «yo también», y se crea un vínculo involuntariamente. Pero hablar de ello con una familia que no ha tenido problemas de fertilidad es más difícil porque sienten compasión. Se tendría que poder hablar de ello con absoluta normalidad. Mi hija no es artificial, es tan natural y espontánea como cualquier otra niña. Cuando lo miro, obviamente, no veo el producto de una fecundación artificial, igual que cuando otras personas miran a sus hijos no ven el resultado de una noche de sexo.

Mujer, 36 años, pocos meses de tratamiento, una hija viva.

¿Qué es un GAM?

Un GAM (Grupo de Ayuda Mutua) es un lugar de encuentro donde las personas que están pasando por la misma situación se reúnen para compartir experiencias y ofrecerse apoyo y ayuda, con el objetivo de superar o mejorar en esta situación.

En nuestro caso, estos grupos están integrados por personas (ya sean madres, padres o familiares) que están pasando por un proceso de duelo perinatal o neonatal.

En estas reuniones no hay presencia de un profesional de la salud, sino de un facilitador que modera la reunión y que ha pasado por este mismo proceso de duelo.

Normas y funcionamiento de los GAM:

Para el buen funcionamiento de los GAM, los grupos deben estar formados por entre 4 y 15 personas, por lo que es importante confirmar la asistencia al grupo y así ver si hay quórum o no.

La asistencia es libre y gratuita y no hay obligación de asistir a un número concreto de reuniones.

Normas:

Puntualidad, confidencialidad, no aconsejar, no interrumpir, no comparar, tener permiso para expresar lo que siente una persona, no rescatar, hablar de una misma y en primera persona, permitir los silencios, hablar y escuchar con respeto, hablar desde la propia experiencia.

Antes de asistir al GAM por primera vez, os ofrecemos y recomendamos que hacer una acogida con la facilitadora o facilitador del grupo para concertar una entrevista de acogida, donde os podréis reunir en persona, establecer un primer contacto y resolver cualquier duda que podáis tener.

Web de la Associació Petits amb Llum.

Cometí el error de contarlo enseguida y se volvió en mi contra. Al principio, cuando la gente preguntaba no me sabía mal, pero llegó un momento, después de tantas pérdidas y tantas decepciones, que me molestaba muchísimo. Mis padres y mis amigos más cercanos lo entendieron y dejaron de preguntar, pero lo había contado de forma tan natural que mucha gente no tan cercana de vez en cuando todavía preguntaba cómo iba el tema. Y el tema iba fatal, y cuando algo va fatal, la gente no quiere saberlo. La gente solo quiere buenas noticias.

En el trabajo al principio todo fueron facilidades, pero a medida que pasaba el tiempo vi que mi jefa iba poniéndose nerviosa. Nunca me hizo ningún comentario directo, pero yo notaba que cada vez le daba más rabia que faltase unas horas para los tratamientos, y cuando cogí la baja por depresión después del quinto aborto no sentí que lo entendiese. Ahora creo que debería haber mentido sobre el motivo de la baja y seguramente me habría juzgado menos.

Poco a poco he ido contando que he decidido cerrar el proceso, que ya está, que no lo volveré a intentar más. La gente ha pasado de querer hablar de ello constantemente a fingir que no ha pasado nada; no saben cómo afrontar el hecho de que después de un camino tan largo no haya llegado a ninguna parte. De alguna forma me veo reflejada en ellos; también a mí me ha costado aceptarlo. Pero a diferencia de ellos, yo no puedo fingir que no ha pasado nada; llevo escritos en el cuerpo todos los hijos que he perdido.

Mujer, 43 años, cinco pérdidas gestacionales, ninguna criatura viva.

No, la tristeza no te seguirá allá donde vayas. Es mentira que no puedas huir de ti misma, o tal vez lo que quieres hacer no es huir, sino convertirte en otra. Cambiar de trabajo, de pareja, de casa, de ciudad, de continente. Cambiar de cama y de marca de café. Cambiar de *look*, cambiar de espejo, cambiar de palabras. Y te imaginas un día, cuando hayan pasado muchos días, en que ya no serás esta sombra triste que eres ahora, en que serás otra. No tan brillante como eras, pero tampoco tan apagada. O simplemente a la nueva luz de la nueva vida tus ángulos parecerían otros, el resplandor que reflejarías sería el de otro sol.

Fue hace dieciséis años. Inseminación artificial con semen de donante, cuatro intentos sin estimulación y dos con estimulación. A la sexta funcionó. Ahora lo digo así, en un resumen de menos de dos líneas, y no parece nada. A la sexta funcionó. Pero entre la decisión y esa «sexta» hay un desierto muy difícil de cruzar, más aún si lo haces sola.

La verdad es que fui poco realista con las expectativas; un 20 % de posibilidades me parecían muchísimas al principio, pero fue horrible descubrir que son muy pocas. 80 % de probabilidades de no quedarte no lo ves, cuando a tu alrededor parece que todo el mundo se embaraza solo por acostarse una noche con cualquiera. Todo el terror hacia los embarazos no deseados que me habían inculcado durante mi adolescencia, cuando aún no me había reconocido que era lesbiana, me hacía ser muy optimista. Tenía que ser muy fácil preñarse, si había tanta obsesión por evitarlo.

El dinero y los ánimos se iban acabando y el embarazo no llegaba. Cuanto más bajaban mis ahorros, más bajaban los ánimos. Los fracasos eran terribles y a la angustia de no saber si me quedaría embarazada se le añadía la angustia de no saber si me detendría por decisión propia o por imposibilidad económica de seguir. Todo el mundo me decía que me relajase, que ya llegaría... Pero, ¿cómo puedes relajarte con una ecografía vaginal cada dos o tres días durante dos semanas de cada mes? No tenía tiempo para pensar en nada más, siempre había un recordatorio de mi no-embarazo.

Lo aguanté porque quería tener una criatura y no confiaba en el proceso de adopción, pero fue mucho más duro de lo que esperaba. Veo crecer a mi hija y no me arrepiento, pero sé que si el resultado no hubiera sido positivo, sí que me habría arrepentido.

A la gente que se está planteando pasar por ello, les diría que piensen hasta qué punto creen que pueden soportar pasar por todo esto y que no haya una criatura esperando al otro lado. Ese es el meollo del asunto, para mí. Si te aseguran que llegará, es fácil lanzarse. Pero, ¿y si no llega? ¿De verdad quieres tentar a la suerte?

Mujer, 53 años, un año de tratamiento, una hija viva.

El duelo genético en el contexto de la reproducción asistida se refiere al proceso emocional por el cual pasan individuos o parejas al aceptar que su futuro hijo no compartirá sus genes, una situación común en tratamientos como la ovodonación, la FIV con donante de semen o la adopción de embriones.

Como especialista en fertilidad, la dra. Santiago añade que «Reconocer y validar estos sentimientos es crucial, y con apoyo profesional y emocional adecuado, las parejas pueden transitar este proceso, abriendo sus corazones a las posibilidades que la ovodonación ofrece para crear una familia».

Superar el duelo genético antes del proceso y después del tratamiento puede requerir tiempo, de hecho, por experiencia en la consulta de fertilidad, el apoyo de la familia y los profesionales es crucial.

Estrategias y cómo afrontar el duelo genético

Cuidado personal: mantener la salud mental y física a través de hábitos saludables y actividades de reducción del estrés.

Reconocer y aceptar sentimientos: es esencial reconocer y aceptar cualquier tristeza, frustración, miedo o ira como reacciones normales.

Buscar apoyo: apoyarse en amigos, familiares o profesionales para procesar estos sentimientos.

Informarse: comprender el proceso de donación de gametos puede disminuir la ansiedad.

Asesoramiento especializado: consultar a expertos para una comprensión profunda del proceso y las expectativas.

Participar en grupos de apoyo: conectarse con otros en situaciones similares puede ofrecer consuelo y comprensión.

Comunicación con la pareja: mantener una comunicación abierta y honesta es crucial para el bienestar emocional de ambos.

Optar por la FIV con óvulos o semen de donantes representa una solución para quienes buscan ser padres, aunque conlleva desafíos emocionales significativos, compartir tus inquietudes y miedos con expertos, comunicarte efectivamente con tu pareja y reflexionar sobre tus motivaciones para ser madre son esenciales para procesar estos sentimientos y volver a emocionarte con la idea de la maternidad.

Publireportaje en la web del Vida Fertility Institute.

Había estado tomando testosterona durante siete años y tenía miedo de que esto afectase a mi capacidad de gestar, pero la doctora de Trànsit me tranquilizó. Muchos hombres trans se quedan embarazados, algunos incluso sin buscarlo, así que en principio no tenía que tener más problemas que cualquier otra persona.

No tenía pareja pero tenía muy claro que no quería esperar más, porque no sé si alguna vez querré compartir la vida con alguien a nivel sentimental, pero sí sabía seguro que quería ser padre. En algunos momentos dudé de si la gestar era el mejor camino, porque no sabía cómo me afectarían los cambios físicos del embarazo, si llevaría bien que me crecieran los pechos, si dejaría de parecer un hombre a ojos de los demás por el hecho de estar embarazado. Al final, las ganas de tener una criatura y vivir la experiencia de la gestación y el parto pudo más que el miedo.

El embarazo fue fácil de lograr: dejé la testosterona y enseguida se me regularizó la regla, y al cabo de seis meses me hice una inseminación en una clínica privada. No me pusieron ninguna pega por ser un hombre, aunque a veces a algún profesional se le escapaba hablarme en femenino o llamarme «la futura mamá». Los problemas de verdad llegaron cuando ya estaba embarazado, porque decidí hacer el seguimiento en la mutua que había estado pagando durante algún tiempo pensando precisamente en esto.

Como en mi DNI pone «sexo masculino», no querían derivarme a ginecología, a pesar de que tenía todos los documentos de la clínica a mi nombre. Al principio no entendían lo que les pedía, y cuando lo entendían, me decían que el programa informático no les permitía hacer la derivación. Una vez que conseguí concertar la primera visita, después de mucha insistencia e incluso amenazarles, pensé que ya habría acabado la odisea, que a partir de entonces entraría en algún tipo de protocolo y las derivaciones serían automáticas, pero no. Para cada visita, para cada prueba, tenía que pasar por el mismo calvario.

Cuando por fin nació mi bebé, aún quedaba otro problema: aunque toda mi documentación indica que soy hombre, en el registro civil me querían inscribir como madre del niño, porque «quien pare es la madre», me dijeron. Después de mucho rato de discusiones, de llamadas telefónicas, y todo esto con el bebé de seis días allí y yo recién parido, decidí irme sin la inscripción en el registro y volver otro día.

Me acompañó un abogado de la Asociación de Familias LGTB y también un profesional del Trànsit. Llevaban la normativa catalana, que me daba la razón, y al final el juez del registro tuvo que claudicar. Por lo tanto, quedé inscrito como padre.

Ahora mismo, con una criatura que ya tiene tres años, el hecho de haberla gestado yo ha pasado a un segundo plano. La gente que nos conoce poco piensa que soy un padre cis separado. A nadie se le ocurre que sea un hombre trans que ha decidido concebir y ser padre soltero. No sé si tendrá alguna pregunta o le parecerá raro cuando crezca, pero en cualquier caso no tengo intención de ocultarle su historia. A mí me parece bonita.

Hombre, 29 años, pocos meses de tratamiento, una criatura viva.

Pero te quedas, porque hay cosas en esta vida tuya que son las que de verdad te pegan a la vida, está Clara y está la playa, y una vida sin ellas no sería más vida que esta, sería solo más simulacro.

La tristeza se pega a las cosas y pesa en el aire. Duermes todas las noches en la cama donde estuvo la mancha. La mancha no está porque has lavado las sábanas y el protector del colchón, y todo es blanco nuclear y no hay rastro de ella, pero esa mancha no se ha borrado de la retina. Querrías cambiar de cama; dormir en una cama donde no hayas hecho a esa criatura, donde no hayas perdido a esa criatura, podría ser una solución barata. Sabes que sería mejor cambiar de barrio. Cambiar de país y dejar la mancha atrás, muy lejos. La recordarías, entonces, de vez en cuando. Pero no dormirías en ella todas las noches, no te despertarías buscándola. Ah, también quema el pijama.

No me gustaría que si mi hijo leyera esto un día supiera que lo he dicho yo, porque le quiero con locura, pero sí que pasé por un duelo genético.

Mis óvulos eran de mala calidad y nos dijeron que sería prácticamente imposible que me quedase embarazada si no era por ovodonación, y seguimos adelante sin darle más importancia. Pudimos fertilizar los óvulos de la donante con esperma de mi marido y me dije a mí misma que, por supuesto, si lo gestaba sería mi hijo a todos los efectos. Y lo es, ¿eh? Igual que si lo hubiera adoptado también lo sería, por supuesto. Pero me ha costado mucho aceptar que no se parecerá a mí ni a nadie de mi familia, y más aún porque se parece mucho a mi marido y lo comenta todo el mundo.

Con la *in vitro* me quedé a la primera, lo que debería haber sido motivo de alegría y lo fue, pero también me causó mucho dolor pensar que llevábamos intentándolo dos años de forma «natural» y nada, y que podríamos habernos ahorrado todas las decepciones cada vez que me bajaba la regla. Me pasó algo muy absurdo. Estaba celosa de la mujer que había donado los óvulos que sirvieron para mi embarazo, en lugar de agradecida. No podía dejar de imaginarme a esa mujer joven y fértil regalando los óvulos que le sobraban, cuando yo apenas tenía y los pocos que me quedaban no servían para nada.

He estado en un grupo de terapia con otras mujeres que también han pasado por situaciones similares y me siento culpable, porque al final mi historia es una de las más fáciles: una vez que supimos lo que estaba pasando todo fue rápido y bien. Y sin embargo no puedo negar que sí, que me duele pensar que mi hijo no tiene mis genes. No sé si alguna vez le diremos que nació por ovdonación. No veo ninguna necesidad de que él pueda sentir lo que yo siento. Quiero que sienta que soy su madre al 100 %.

Mujer, 41 años, pocos meses de tratamiento, un hijo vivo.

¿Por qué yo? Esta es la primera pregunta que se hacen las parejas cuando reciben la noticia: «con toda probabilidad, nunca podrás tener hijos de forma natural».

Luego llegan los sentimientos de culpa, tal vez por haber atrasado el momento de traer un hijo al mundo, tal vez por razones profesionales, económicas... Y a continuación llega la culpa por no poder darle hijos a la pareja, y la caída de la autoestima.

Todo ello puede ir seguido de un gran estrés, ansiedad y, en muchos –numerosos– casos, depresión. Por no hablar del coste económico de los tratamientos de reproducción asistida.

La depresión por infertilidad afecta al 40 % de los pacientes con problemas reproductivos, según varios estudios mencionados por la SEF, la Sociedad Española de Fertilidad. Ante tal cifra, la SEF considera imprescindible incluir la ayuda psicológica a cualquier pareja que inicie un proceso de reproducción asistida.

Introducción al podcast de RAC1 *Una nueva vida*, 9 de febrero de 2024.

Mi primer embarazo fue muy fácil de lograr, pero sufrí una pérdida gestacional en la semana treinta y nueve. Noté que no se movía, fui a urgencias y había muerto. Me indujeron el parto y, aunque todo el equipo me trató muy bien e hizo todo lo posible para que no sufriera dolor físico, fueron las peores treinta horas de mi vida. No podía dejar de llorar.

En pleno duelo mi marido me dejó. Tenía 41 años, necesitaba volver a quedarme embarazada y estaba claro que seguiría adelante por mi cuenta, si era necesario.

Cuando estuve más o menos recuperada, fui a una clínica. Hice 3 inseminaciones que no salieron bien, con las consecuencias de la decepción y encima el miedo a pensar que no podría ser madre. Finalmente me hicieron una *in vitro* y me quedé a la primera.

Evidentemente, durante el embarazo tuve momentos de pensar que podría volver a pasarme como la primera vez, pero intentaba estar tranquila y disfrutarlo al máximo. Durante el segundo parto no quise anestesia, quería notarlo todo, me daba miedo dejar de notar a la niña. Cuando la pusieron encima de mí, medio llorando y con los ojos tan abiertos, no me lo podía creer.

Si tuviera que hacer algo diferente, seguramente sería ir directamente a la FIV. Con la edad que tenía, aunque la reserva ovárica era muy buena y todo parecía estar en su sitio, habría tenido sentido, y me habría ahorrado la angustia de los tres negativos de las inseminaciones. Los médicos a menudo basan las decisiones teniendo en cuenta solamente el aspecto físico, y no tienen en cuenta que la salud emocional es igual de importante. Yo habría agradecido ahorrarme esos meses de sufrimiento.

Mujer, 45 años, una hija viva.

Marcharte, muy lejos. Tal vez con Clara, a otra playa. La tristeza no te seguiría y el recuerdo podría ser recuerdo y el dolor podría ser recuerdo y la muerte podría ser recuerdo y la vida podría ser vida, solo momentáneamente vacía, solo excepcionalmente tristísima. Huir y ser tú, persona nueva que emerge de la extraña fuerza que te empuja a vivir.

Si la tuvieras, esa fuerza. Si la pudieras, esa vida.

Todo el mundo dice que las hormonas de los tratamientos son horribles, pero a mí me ponían de muy buen humor y me pasaba el día riéndome. Aunque el primer intento no funcionó y me angustié un poco, recuerdo que no dejaba de reírme. Mi marido primero me miraba como si no entendiera nada, pero al final también se reía. Era una situación tragicómica; acababan de decirnos que no había funcionado y que teníamos que volver a intentarlo, y estábamos muy decepcionados, pero sin parar de reírnos.

La sensación fue similar cuando me quedé embarazada, en el segundo intento. Me sentía totalmente *zen*, nada de lo que pasaba a mi alrededor me importaba. Recuerdo haber tenido bastantes náuseas durante las primeras semanas, pero vomitaba, me lavaba la boca y volvía a sonreír.

Hace ya once años y no hemos vuelto a intentarlo, porque económicamente no nos lo podíamos permitir, y porque tentar a la suerte cuando todo ha ido bien y ya tienes una hija tal vez no sea necesario, pero si las circunstancias hubieran sido diferentes me habría encantado volver a experimentar esa sensación de paz. Supongo que también tiene que ver con el hecho de que el equipo que nos atendió nos hizo sentir tranquilos y acogidos en todo momento, y que mi marido es un sol e hicimos un muy buen equipo. Pero sobre todo tuvimos suerte, por supuesto.

Mujer, 48 años, pocos meses de tratamiento, una hija viva.

El Estado español es el mayor proveedor de óvulos de Europa. Según el «Informe Estadístico sobre Técnicas de Reproducción Asistida» del Ministerio de Sanidad español, en 2019 se realizaron casi 18 500 ciclos de tratamiento con óvulos a personas procedentes del extranjero, la mayor parte de Francia e Italia –países con leyes mucho más restrictivas respecto a esta práctica–. Pero, ¿de dónde vienen esos óvulos? Los estudios al respecto y las expertas proyectan un perfil: mujeres jóvenes de entre 18 y 34 años, motivadas por la compensación económica derivada.

Ainitze Durán tenía 22 años cuando hizo su primera donación a la clínica Quirón de Barcelona. Su hermana ya había donado, y vio una forma de «obtener rápidamente el dinero que necesitaba en ese momento, mientras hacía algo bueno». Enfatiza que el proceso es «sencillo»: llamas para solicitar información, te explican el procedimiento y te dan una primera cita. Al llegar a la consulta, te hacen una entrevista, te informan de los posibles riesgos y, si te aceptan como donante, empiezas el tratamiento.

Según ha estudiado la antropóloga social Priscilla Rivera en su tesis doctoral *En busca de la donante perfecta*. Narrativas en torno a la ovodonación (2021), los requisitos que debe cumplir una persona para determinar si es apta o no son la falta de antecedentes familiares con diagnósticos de trastornos de salud mental, diabetes o problemas cardiológicos. También preguntan sobre el tipo de relación establecida con la madre, el padre, familiares, las amigas o la pareja, si se tiene. Otras cuestiones versan sobre los hábitos de consumo de alcohol, café, tabaco u otras drogas o sobre las características fenotípicas y las diferencias con otros antepasados directos. Finalmente, preguntan por posibles antecedentes penales, así como por la motivación y los miedos a la hora de donar. «En la entrevista tienes que decir que lo haces por altruismo, para ayudar a otras mujeres, pero yo lo hice por dinero, como la mayoría», reconoce Andrea Martí, una joven donante que prefiere usar un nombre ficticio.

En España está prohibido por ley que donantes y receptores se conozcan, y son las clínicas las encargadas de hacer la conexión.

La importancia de las características fenotípicas de las donantes radica en la obligación del equipo médico de encontrar a la que más se parezca a la futura madre. La ley española de reproducción asistida establece que «debe procurarse la similitud fenotípica de las muestras disponibles con la mujer receptora». En Estados Unidos se puede escoger a las donantes a través de un catálogo de fotografías y descripciones hechas por las mismas donantes. En España, en cambio, está prohibido por ley que las donantes y las receptoras se conozcan, y son las clínicas las encargadas de lo que se conoce como hacer *matching*. Centros de reproducción asistida, como el Instituto Valenciano de Infertilidad (IVI), diseñan campañas publicitarias, con el reclamo «Perfect Match 360°».

En esta línea, Júlia Bacardit, periodista y autora del libro *El precio de ser madre* (2020), asegura que «no buscan óvulos de personas negras». «Las donantes tienen que ser blancas, de ojos y cabellos claros», porque «esas son las características de la mayoría de las personas que solicitan tratamientos de reproducción asistida», asevera. El testimonio de Kandi Arasa da fe de ello. Ella es afrodescendiente y cuando donó óvulos a la clínica Embriogyn de Tarragona se encontró con varios obstáculos a causa de su origen. «El racismo es sutil, pero está presente. Asumen que una mujer africana no podrá permitirse la reproducción asistida», dice Arasa.

Tere Albero, artículo publicado en el núm. 564 de *La Directa* (fragmento, 27 de febrero de 2023).

No tengo ganas de hablar de emociones, solo quiero contar cosas prácticas que me hubiera gustado saber antes de empezar. La primera es que, al menos en mi experiencia en la seguridad social, los médicos no son conscientes de las dosis de hormonas que te recetan. Eres tú la que tiene que estar encima y asegurarte de tener suficientes, y avisarles si necesitas otra receta. Si te despistas, puedes perder todo un ciclo, lo que es una catástrofe.

Otra cosa que me hubiera gustado saber es que la extracción de óvulos puede causar mucho dolor. Es una cirugía ambulatoria, pero es mejor tomarse unos días de baja, y si lo hubiera sabido me habría podido organizar mejor. Te hacen creer que no es nada, pero he hablado con otras mujeres que han pasado por ello y también necesitaron unos días para recuperarse.

Luego, para que te hagan la implantación del embrión hay que tener la vejiga muy llena, hasta el punto de que lo pasas mal esperando, y luego te sacan la orina por sonda. Parece una tontería sin importancia al lado de lo que significa todo el proceso, pero son detalles que me gustaría haber sabido antes de pasar por ello.

Mujer, 38 años, pocos meses de tratamiento, una hija viva.

Los especialistas a menudo hablan del duelo por una criatura no nacida como del duelo por la vida potencial que se ha perdido. Entonces quieres arrancarles los ojos, o tal vez no los ojos, pero al menos un mechón de pelo, porque no es una vida potencial, es una vida. Es tu hija que existía dentro de ti, que murió dentro de ti, que salió de dentro de ti en un río de sangre nada potencial, totalmente tangible, y su ausencia no es nada potencial, su no estar aquí es denso. Tendría que haber cumplido un año, o cuando su hermana está aburrida y querría jugar con alguien, o cuando te tapas con la mantita que compraste cuando todavía vivía dentro de ti y pensaste que era suave y que el invierno siguiente la acogería.

Entiendes a lo que se refieren con lo de vida potencial, entiendes que lo que tú llamas ausencia tangible es, para los demás, presencia proyectada, pero la idea de potencia, la idea de proyecto, le roba la realidad que le pertenece, que os pertenece, a ti y a ella, y que no comparte nadie más.

—Me hubiera gustado conocerla –dice una amiga jersey cuando le dices que hoy habría cumplido un año–.

Y lloras de agradecimiento porque sí, eso es exactamente lo que necesitabas oír.

No te imaginas que vaya a ser fácil, pero la experiencia fue más dura de lo que imaginaba. Nos dieron muchas esperanzas y ninguno de los dos intentos funcionó. Hay mucha gente que cree que pagando todo es posible y no es así. En las clínicas también te lo venden en plan de que ya que tienen toda una batería de posibilidades y seguro que tienen la solución a tus problemas, pero no es cierto.

Cuando me vino la regla sentí mucha tristeza e impotencia, y la clínica lo ignoró por completo. Me trataban como si mi dolor fuera irracional, como si no entendieran todas las ilusiones que yo estaba poniendo en ese proyecto. Lo único que me decían era que no era un gran problema, que tenía que seguir intentándolo y que lo conseguiría.

Yo había visto a algunas amigas obsesionarse hasta el punto de pasarlo muy mal y decidí parar después del segundo intento fallido. Es muy fácil sentirse culpable, yo sentía que tenía que justificarme por no haber tenido hijos antes, cuando si lo considero de forma realista simplemente no habría podido mantenerlos. Cuando dejé de intentarlo, también hubo quienes me juzgaron por no esforzarme lo suficiente, y de hecho en la clínica fueron los primeros en decirme que estaba tirando la toalla demasiado pronto, que a la mayoría les funciona en el tercer intento.

Me alegro de haber parado entonces. Es cierto que a veces me sabe mal no tener hijos, pero más me sabría haber llegado al punto de sufrir aún más seguramente para nada.

Mujer, 43 años, seis meses de tratamientos, ningún hijo vivo.

Existen varios tipos de restricciones al acceso [a los derechos sexuales y reproductivos]. En primer lugar, una de las restricciones más importantes es la reproducción del racismo basada en la denegación de acceso a personas que no disponen de targeta sanitaria, o la tienen caducada, en lugar de acompañarlas y facilitar los trámites burocráticos que sean necesarios. Otro ejemplo de racismo es la falta de inversión, y por lo tanto de disposición, de roles de traducción y mediación capaces de garantizar que haya una comprensión bidireccional de toda la información, un aspecto fundamental para la garantía de los DSyR. Precisamente la escasez de traducciones de documentos de consentimiento informado conlleva vulneraciones muy graves que no se pueden mitigar con métodos informales que en algunos casos suponen vulnerar la confidencialidad y privacidad de la relación con el paciente. La falta de materiales informativos en varios idiomas también condiciona la comprensión del propio sistema de salud, que puede parecer confuso para las personas que provienen de un sistema muy distinto. Otras limitaciones de acceso responden a la falta de atención a la diversidad que se recrimina en la documentación. Esta carencia se traduce en un *hardware* inaccesible e inadaptado que impide la garantía de los DSyR de las personas con diversidad funcional, y en obviar la accesibilidad cognitiva de la información y documentación facilitada, lo que vulnera, en particular, los derechos de las personas con discapacidad intelectual... Como se apuntaba anteriormente, la cobertura de salud sexual y reproductiva de estas personas es generalmente insuficiente, pero tampoco se plantea el diseño de campañas públicas dirigidas específicamente a mejorar el acceso y promover la salud de esta población. Las diferentes discriminaciones mencionadas anteriormente también condicionan la aceptabilidad de la atención. La baja visibilidad de las personas trans en los documentos, por ejemplo, lleva a confusión, tanto para las usuarias como para profesionales, sobre los servicios disponibles. La prevalencia de una mirada cisheteronormativa con preguntas inapropiadas durante la anamnesis profesional; el abordaje paternalista hacia la sexualidad de las personas jóvenes, que en algunos casos se convierte en limitaciones arbitrarias de acceso, y la incomprensión y comunicación inadecuada hacia persona migradas son demostraciones de la importancia de erradicar toda discriminación si se quiere garantizar una atención aceptable.

Asociación de Derechos Sexuales y Reproductivos, dentro del informe *Diagnóstico de la violencia obstétrica institucional. Violencia obstétrica y violencia sobre los derechos sexuales y reproductivos en el marco del sistema sanitario catalán*, diciembre de 2021.

Empecé porque quería, queríamos, tener un hijo. Pero, ¿por qué seguí? Me lo he preguntado muchas veces, pero nunca me he atrevido a decir en voz alta que no lo sé. Que seguramente no, no valió la pena.

Después de cuatro años de tratamientos, de embarazos y abortos espontáneos constantes, de hormonas y más hormonas, mi cuerpo estaba devastado. Y seguí dos años más, todavía. Era como una bola de fuego que había puesto en movimiento e iba creciendo y rodando cada vez más rápido, y llegó un punto en que yo ya no sabía a dónde iba, en que mi única preocupación era la bola, mantener la bola en movimiento, que la bola no se apagara. Y la bola iba quemando más y más espacios de mi vida y no había suficiente agua en el mundo para apagarla.

Tratamiento, betaespera, prueba positiva, pequeño respiro, aborto espontáneo, dolor, tratamiento, betaespera. Si la prueba era negativa no sé si era mejor o peor que cuando era positiva y luego lo perdía. Probablemente peor, porque entonces no tenía ni el mínimo momento de alegría ni la esperanza de que esta vez sí, esta vez sí.

Cuando finalmente nació nuestra hija, yo no era la misma persona que había puesto en marcha esa bola. El fuego, el yermo arrasado a mi alrededor, me habían cambiado. No tenía las ilusiones de antes, ni las conexiones con los amigos, ni siquiera con parte de la familia.

Amo a mi hija, por supuesto. Pero pienso con demasiada frecuencia en cómo sería mi vida si, después del segundo o el tercer aborto, hubiera dicho basta. Si, cuando la pelota todavía era pequeña, hubiera sacado un extintor y hubiera dicho «mira, ya está, lo hemos intentado y no ha podido ser». Si todavía tendría una parte de la alegría que tenía entonces.

Soy una madre mayor, con la salud tocada, especialmente la salud mental, pero también la física. Entro y salgo de depresiones devastadoras, cuando estoy «bien» soy una sombra de lo que había sido. Mi marido y yo nos separamos cuando la niña tenía solo unos meses, en medio de mi depresión posparto. Ahora vive con una chica más joven y tienen tres hijos que se llevan poco tiempo. Son la estampa de la familia que yo habría querido para mí.

Mi hija pasa casi más tiempo en casa de mi hermana que en mi casa, porque muchos días no puedo cuidarla adecuadamente y su padre es un padre «de domingo». Tengo la suerte de contar con el apoyo de mi hermana y mi cuñado, que tienen dos niños más o menos de la edad de la mía y también viven cerca. Pero cuando miro mi vida y pienso en por qué seguí, la siguiente pregunta siempre es: ¿es esta la vida que quería?

Mujer, 51 años, seis años de tratamiento, múltiples pérdidas gestacionales, una hija viva.

Dicen que el duelo dura dos años, pero cuánto tiempo son dos años si este instante dura toda la vida. O no, no la vida, dura la muerte. Que es más eterna, que es más para siempre. ¿Dos años de instantes de muerte eterna son cuántas vidas? Todas menos tú, cosita chiquita, cosita hermosa, cosita imperfecta que no ha nacido. ¿Dos años de duelo y luego qué? Toda una vida llena de muerte.

Me imagino que no hacen esos comentarios para hacer daño, pero no creo que sean cosas que les digan a todas las mujeres. A veces he tenido la sensación de que me juzgaban incluso más que a las demás, que se me negaba el derecho a expresar mi dolor o que se minimizaba lo que sufría.

Después de la segunda inseminación fallida, el médico preguntó por qué no lo intentaba mi mujer. Más allá de que mi esposa nunca haya querido gestar, no sé si el médico pensó que una mujer blanca sería una mejor paciente. Pero lo peor fue la respuesta de la enfermera: «estas chicas africanas paren casi sin darse cuenta, déjala que lo haga ella», y me sonrió, como si acabase de echarme un piropo. Yo soy de Tarragona y mi familia es brasileña, pero, aunque fuera de Gambia o de Guinea, o cualquier otro país de África, el comentario estaba totalmente fuera de lugar.

Tengo unas cuantas amigas blancas que han pasado por procesos similares y les pregunté si también les habían hecho comentarios así, del palo «que lo intente tu pareja», y no. Podría ser una coincidencia, pero toda una vida de racismo me hace pensar que no.

Ese comentario me encendió y necesitaba investigar más sobre el racismo relacionado con la violencia obstétrica. Durante el proceso de intentar quedarme embarazada, además de toda la incertidumbre que atraviesa cualquier mujer que utilice la reproducción asistida, viví un recorrido paralelo de investigación sobre las injusticias reproductivas que hemos sufrido específicamente las mujeres negras a lo largo de la historia. Es muy doloroso pensar en las mujeres que se usaron para hacer experimentos obstétricos, pensar en todo lo que sufrieron para que las blancas pudieran tener hijos. Más allá de la violencia reproductiva relacionada con la esclavitud, por supuesto.

Lo otro que sufrí mucho fueron las caras de sorpresa de gran parte del personal que nos atendió cuando se dieron cuenta de que mi esposa no era una amiga que me acompañaba a las visitas, sino mi pareja. Parece que si eres negra no puedas ser lesbiana.

Cuando ya estaba de parto, pedí la epidural y me dijeron que aguantara un poco, que cuanto más tardara en ponérmela, mejor. Cuando finalmente fueron a llamar al anestesista, la cosa estaba tan avanzada que me dijeron que no me la podían poner. Quiero pensar que si yo hubiera sido blanca también podría haberme pasado, pero no lo sé.

También creo que me sentí tan vulnerable, tan a merced de aquella gente, que me quejé menos de lo que debería haberme quejado. Tenía la sensación de que si molestaba demasiado me tratarían peor. Incluso en pleno auge de las contracciones más dolorosas la comadrona me dijo que no gritara tanto, que en la habitación de al lado acababa de parir «una de tu país» y no había armado tanto escándalo. No sé de qué país era, pero dudo que fuera del mío porque en ningún momento la comadrona me preguntó de dónde era.

Ahora estoy embarazada del segundo y le he pedido a mi mujer que sea la que se queje por mí cuando lo necesite. No quiero volver a pasar por un parto sin epidural. Reconozco que cuando nos planteamos tener otro, una de las cosas que más me hizo dudar fue el miedo a volver a pasar por experiencias como estas. Una amiga nos recomendó una clínica para hacer la FIV donde había ido ella y la habían tratado bien, y esta parte ha sido mucho mejor que la primera experiencia. Pero tendré que ir a parir a la pública y cruzar los dedos para que el equipo que me toque sea más humano que el primero. Me da mucha rabia tener que pensar en estas cosas que sé que las blancas ni se plantean.

Mujer, 36 años, tres inseminaciones, dos FIV, una hija viva, actualmente embarazada.

Encuentro entre las dos primeras «niñas probeta»: «Ha sido como reencontrarse con un pariente lejano»

Louise Brown, la primera niña nacida en el mundo mediante técnicas de reproducción asistida, y Victoria Anna Perea, la primera nacida en España, reciben el premio Dexeus Salud de la Mujer.

Son un símbolo de esperanza para miles de parejas que no pueden tener hijos. Louise Brown, la primera niña nacida en el mundo por fecundación in vitro, y Victoria Anna Perea, la primera nacida en España, se han conocido este jueves con motivo de la entrega del premio Fundación Dexeus Salud de la Mujer. «Ha sido como reencontrarse con un pariente lejano. Me ha hecho ilusión», ha reconocido Victoria Anna, de 32 años.

Ambas están cansadas de que las llamen «bebés probeta», aunque ya se han acostumbrado a la expectativa mediática que generan y con la que conviven desde que nacieron. «A veces es una locura, pero estoy acostumbrada porque es lo que siempre he vivido», dice Louise Brown, que asegura que ella es una «persona normal con un trabajo de 8 a 5 de lunes a viernes». «Siempre digo que, en realidad, nosotras no hemos hecho nada, somos una consecuencia», añade Victoria Anna. «Represento una historia que en su momento tuvo una importante exposición mediática pero que no se traslada a mi día a día. Soy una famosa anónima», asegura.

Lara Bonilla para el *Diari Ara*, 16 de febrero de 2017.

Algo que me molesta es que estamos todas en casa pensando que las fotos de familias felices que vemos en las redes sociales son ciertas. Que todas las mujeres que vemos embarazadas o en el parque con los niños se han quedado embarazadas a la primera, en casa, follando con su marido. Y a la que empiezas a rascar un poco ves que no, que muchas, muchísimas, han pasado meses o años buscando el embarazo, han perdido más de uno, y no se lo han dicho a nadie.

Recuerdo cuando compartí con mis amigas que quería intentar quedar embarazada pero que estaba preocupada por mi edad, porque entonces tenía cuarenta y tres años, un par me dijeron que no me preocupase, que tenían amigas mayores que yo que habían tenido hijos perfectamente sanos. Y es cierto, hay muchas madres que han dado a luz más allá de los cuarenta y cuatro o incluso cuarenta y cinco años. Pero ¿cuántas lo han conseguido con sus propios óvulos? Ya te lo digo yo: una minoría ínfima. Y sin reproducción asistida, prácticamente ninguna.

Pero eso no lo dicen. O te dicen «mira, mi prima tuvo al niña los cuarenta y seis», pero no te dicen cuánto tiempo estuvo en tratamiento, ni cuántos perdió, ni si finalmente tuvo que «adoptar un embrión» o «recurrir a la ovodonación», que son los nombres técnicos para comprar material genético. Y, por supuesto, te presentas en la clínica pensando que será relativamente fácil y lo que pasa es que ves que te resultará difícil y costoso.

Es cierto que la vida no nos ayuda a tener hijos cuando somos jóvenes, pero también es cierto que la falsa idea de que será posible más adelante nos da una tranquilidad que abona las frustraciones que supone plantarse en los cuarenta, finalmente en el momento del «ahora o nunca», y darte cuenta de que será «nunca».

Cada vez que surge la conversación sobre la maternidad y la edad, yo hablo alto y claro sobre mi proceso. En primer lugar, porque quiero que mis hijos crezcan sin ningún secreto en cuanto a su concepción: ni su padre ni yo teníamos el esperma y los óvulos en condiciones para concebir y optamos por usar dos embriones que habían sido donados por otra pareja. Sí, después de tres fecundaciones *in vitro* fallidas, en la cuarta decidimos implantar dos y echaron los dos para adelante, cosas de la vida.

Pero, aparte de tener muy claro que mis hijos tienen que saber de dónde vienen, creo que ya va siendo hora de hablar claro públicamente, también, sobre el hecho de que la fertilidad es más frágil de lo que nos venden, y que si esperas demasiado será complicado.

Mi compañero y yo no hemos sufrido duelo genético, como se dice que sufren algunas personas, porque si la adopción de criaturas ya nacidas hubiera sido más fácil seguramente lo habríamos intentado, para nosotros no importa de dónde ha salido el «material genético». Lo que sí he sufrido yo ha sido la sensación de engaño. Por parte de nadie en particular, más bien de toda la sociedad entera. Creía que tenía tiempo, que era una decisión que podía tomar más adelante, y no era cierto.

Mujer, 45 años, cuatro FIV con adopción de embriones, dos hijos vivos.

Y llega el día en que necesitas que tu cuerpo deje de ser un cementerio. Sembrarte en el vientre el deseo y dejar que florezca en tus dedos, que te devoren los suspiros, gritar y que no sea de rabia. Necesitas una fiesta en la piel, que se te erice el vello y alimentar eléctrica el hambre que se sacia solo con el hambre de otra persona. Necesitas que te miren y te deseen, y que no vean cómo se te deshace la vida por dentro. Que tu cuerpo sea fiesta, que tu cuerpo sea rayo, que tu cuerpo sea el cuerpo en el que estalla el placer.

Él te mira con miedo, y es normal. Eres una bomba a punto de estallar, si no ahora, pronto. Eres una bomba de mal humor o de tristeza o de apatía, según cuándo te mire. Y por eso te tiene miedo y no ve tu cuerpo como había sido, como lo había visto. No son los años ni la costumbre, ni todo lo que se ve que les sucede a las parejas que llevan juntas mucho tiempo; es este monstruo que eres ahora y que amenaza con devorarle si da un paso en falso. El día es un saco que se va llenando de piedras, con un agujero chiquito que va cediendo con el peso de cada palabra fuera de lugar. Cuando el agujero es lo bastante grande, se cuelan las piedras, primero lentamente. Cae solo una, primero, con un golpe seco que resuena. Y luego la tela del saco cede, y el ruido de la catarata dura de aristas e incomprensiones obstruye cualquier posibilidad, cualquier esperanza de alegría. Hoy no se encontrarán los cuerpos, tampoco. Tal vez no se encuentren nunca. Porque tú eres una tumba y él es el viento que arrasa el yermo.

Estaba contenta porque me había quedado embarazada a la primera, y había vivido de cerca la historia de mi cuñada, a quien le había costado mucho y había sufrido lo que no está escrito. Todo iba bien hasta que, a las veintiséis semanas, lo perdí. Por varias complicaciones tuvieron que hacerme una histerectomía. De repente, había perdido a mi hijo y también la posibilidad de tener otro.

Fue un golpe muy duro, pero sabía que quería tener criaturas en mi vida. Le propuse a mi marido adoptar o acoger, pero él no lo veía claro. Al final, por eso y por otras cosas, nos separamos. No me veía criando a un niño sola, pero una compañera de trabajo me habló de un programa de acogida los fines de semana y pensé que podría ser interesante. Me informé y me lancé a la piscina.

Ahora se podría decir que soy madre en mi tiempo libre, o tal vez más bien tía. Empecé solo los domingos, iba a recoger al niño al centro y me lo llevaba a pasear, al zoo, a ver marionetas… Cuando nos conocimos más y vimos que estábamos cómodos juntos, empecé a quedármelo las noches de algunos sábados, y ahora ya le recojo el viernes de la escuela y estamos juntos hasta el lunes por la mañana. Durante las próximas vacaciones haremos nuestro primer viaje juntos. No puedo sacarle del país, pero sí tengo permiso para llevarle al parque de atracciones donde quiere ir y estamos muy ilusionados.

A veces me siento un poco culpable cuando lo dejo en la escuela y sé que va a pasar la semana en el centro, pero creo que este encaje nos funciona. Yo tengo tiempo durante la semana para trabajar y hacer mis cosas, y disfrutamos mucho los fines de semana. No diré que sea fácil, porque obviamente todas las criaturas tienen sus cosas y si vienen de situaciones tan difíciles como él, aún más, pero sí me parece que somos una influencia positiva yo para él y él para mí. No me imaginaba que la presencia de una criatura en mi vida sería en estas circunstancias, pero estoy agradecida.

Mujer, 43 años, una FIV, un niño en acogida los fines de semana.

Cuando tomamos un derecho (aborto libre, suicidio asistido libre) y lo recortamos reduciéndolo a solo un fragmento enfocado sobre cierto grupo humano (mujeres, personas con diversidad funcional, gente mayor, personas enfermas…) definido por alguna característica personal (sexo, diferencias funcionales, edad, enfermedad…) ya no tenemos un derecho, tenemos un dedo acusador que señala diciendo «esas vidas no son iguales, no tienen el mismo valor, no las protegeremos de la misma forma, se pueden eliminar sin castigo». Por ejemplo, el aborto de fetos femeninos en países asiáticos, el aborto de fetos con diferencias funcionales en España, suicidio asistido para personas mayores de 70 años en Holanda o suicidio asistido para personas enfermas en Suiza..

Cabe señalar que el objeto de discriminación no son los fetos (que no son personas y por lo tanto no tienen derechos humanos) sino las personas que tienen el rasgo diferencial que justifica el aborto. En China y en India se discrimina a las mujeres y en España se discrimina a las personas con diferencias funcionales, porque estas prácticas sociales y/o jurídicamente aceptadas validan y refuerzan un imaginario colectivo que ve a las mujeres / a las personas con diversidad funcional como seres con vidas menos valiosas, menos dignas de ser vividas. Esta mirada discriminatoria conduce a políticas hostiles contra estos grupos humanos y, si no se combaten y se detienen, terminan generando valores y políticas nefastas para el conjunto de la población.

Del mismo modo, el sujeto discriminador no es la mujer que aborta, sino el texto legal y/o la práctica social tradicional que ampara estas acciones. Sin embargo, el aborto selectivo no es un acto de libertad de la mujer, sino una muestra de cómo la medicalización de la vida permite secuestrar el derecho de las mujeres a decidir sobre su propio cuerpo para transferirlo a los médicos. De esta forma construimos un imaginario colectivo que naturaliza la inferioridad de las mujeres en China o el menosprecio de las personas con diversidad funcional en España. Se pretende hacer creer que existen «causas biológicas objetivas y neutrales» en lugar de construcciones sociales discriminatorias y opresivas.

Quien crea que no hay problema en situar el centro de decisión de estos temas en el estamento médico porque este responde a «criterios objetivos avalados por la Ciencia» haría bien en recordar cómo la medicina valoró en su momento el exterminio nazi de personas con diversidad funcional, los manicomios, el electroshock, la lobotomía, la histeria femenina, las madres nevera, la homosexualidad, la transexualidad, el encarnizamiento quirúrgico con «los deformes», etc.

En cuanto al suicidio asistido, el razonamiento es simétrico. El derecho a decidir sobre el propio cuerpo y a morir con dignidad debe ser el único argumento para defender el derecho de toda persona al suicidio asistido. Cuando lo contaminamos con restricciones basadas en características personales como la edad, la funcionalidad corporal o la enfermedad, deja de ser un derecho para convertirse en una presión economicista y/o eugenésica sobre los más débiles.

Este detalle debe entenderse bien. Las restricciones discriminatorias de un derecho no generan un derecho restringido, sino algo esencialmente diferente: una aberración jurídica y ética que pone en el punto de mira a aquellas personas cuya inferioridad estamos naturalizando a través de la medicalización de la vida humana y de la transferencia del poder de decisión sobre el propio cuerpo a la decisión de una Ciencia supuestamente neutral y objetiva. En la bioética de la diversidad funcional no hay atajos, no funcionan. Aborto libre SÍ, Aborto eugenésico NO, suicidio asistido libre SÍ, suicidio asistido selectivo NO.

Antonio Centeno, 6 de marzo de 2013 en *Social.cat*.

Hicimos *in vitro* de mellizos y me quedé embarazada a la primera; todo iba perfecto hasta que a los cuatro meses nos dicen que uno de los mellizos tiene síndrome de Down.

Las posibilidades que nos daban eran o seguir adelante con el embarazo de ambos bebés, o realizar un aborto selectivo. En este caso, con todo el riesgo que suponía para el otro niño, y también con todas las consecuencias morales que conlleva decidir en un punto tan avanzado del embarazo que un feto en principio viable no nacerá.

Aunque la decisión fue difícil, estábamos convencidos de lo que estábamos haciendo. El feticidio fue bien pero el embarazo, por supuesto, se convirtió en un embarazo de riesgo. Tuve que estar en reposo a partir de entonces y pronto comencé a tener amenazas de parto prematuro. Finalmente aguantamos hasta la semana treinta y seis y, aunque el niño tuvo que estar unos días en la incubadora, todo salió bien y el niño siguió adelante. Es muy difícil hablar del feticidio con otras personas. Todo el mundo te juzga, porque desde fuera parece muy fácil, pero la gente que está muy segura de lo que haría en un caso hipotético no sabe lo que es. Cuando estás en esa situación todo cambia mucho.

A veces lloro porque pienso en aquellos días, que fueron muy duros, pero no me arrepiento de la decisión, por difícil que fuera. Cuando hablamos de ello con alguien que nos transmite confianza y recibimos un buen retorno, lo agradecemos mucho. Ya es suficientemente duro haber tenido que hacerlo como para tener que cargar con el juicio de la gente.

Mujer, 37 años, una FIV, un aborto selectivo, un hijo vivo.

y

La memoria es una babosa que mira hacia afuera, pero se abre paso por adentro. Todo lo roe, devora el presente y defeca el pasado. Entonces, con la alquimia opaca de un milagro, te deja su rastro en las venas. Algunos recuerdos son senderos brillantes de baba seca, y otros son un charco turbio de excrementos amarillentos, un olor acre que te espera para calarte hasta los huesos en el momento más traicionero.

Llevo apuntada en las listas de adopción desde que tenía treinta y cinco años, ahora tengo cincuenta, y nada. Ahora ya sé que no será, como mujer sola de cierta edad ha sido imposible. Seguramente lo más doloroso ha sido ver a otras personas del grupo que hicimos hace unos años recibir a sus criaturas, algunas también mujeres solas, mientras yo seguía esperando. Te preguntas por qué tienes tan mala suerte, por qué justo cuando te inscribes para la adopción internacional en China pasa que no sé qué y cierran el grifo, por qué un conocido que se inscribió para la adopción nacional poco antes que tú hace dos años que tiene a la niña en casa y tú todavía nada. Es desesperante.

En algún momento me planteé ir a una clínica y tratar de gestar yo, pero me daba mucho miedo quedarme embarazada y perder al bebé. Cuando era pequeña, mi madre tuvo dos abortos espontáneos, uno durante el segundo trimestre, y me ha marcado lo que llegó a sufrir. Siempre había pensado que adoptaría; nunca me planteé que adoptar no es tan fácil.

No ha sido fácil asumir que no tendré hijos, pero cuando finalmente lo he aceptado, también he podido abrirles las puertas a los hijos de mis amigos. Ser la tía soltera y sin críos me da la ventaja de que puedo echar una mano que los padres siempre me agradecen, puedo mimar a los niños todo lo que quiera, y todos me adoran. Y después de un día largo, me voy a casa a tumbarme en el sofá y leer un libro o ver una serie, y por la noche nadie me despierta, y hago lo que me da la gana.

No quiero sonar frívola, simplemente intento disfrutar de lo que me he encontrado en la vida, que es mucho. Tengo la suerte de estar rodeada de gente maravillosa y ver crecer a un grupo de personitas fantásticas. No es como lo había imaginado, pero si lo piensas bien ¿qué ha sido como lo había imaginado, en mi vida?

Mujer, 50 años, tía favorita.

Te da el sol en la cara y te gusta que te dé el sol en la cara, es febrero y el calor aún no quema y el fin de semana está siendo bonito, y la niña está cada día más fácil y parece que la vida podría ir bien, en algún momento. Un momento que quizá sea ahora; ahora la vida parece ir bien. Cierras los ojos y te abandonas y le oyes charlar con Clara, y oyes a Clara reír, y entonces lloras. Memoria, babosa gorda de baba ácida que te vomita en las venas en este momento perfecto, en este momento traicionero. Candela no está y no ha notado, no notará nunca el sol en la cara, ni se reirá con su hermana de los chistes idiotas de su padre, ni vendrá a sentarse en tu regazo en este sol de invierno que no quema, pero calienta lo suficiente.

Él habrá visto que lloras, porque le dice a Clara si quiere un helado y se la lleva dentro del bar a pedirlo, y al pasar junto a ti te toca el hombro, aprieta ligeramente la parte blanda tras la clavícula con esas manos delicadas que tiene, y tú sabes que tienes unos minutos, pocos, para abandonarte al sol y llorar, y decir, bajito, ¿lo ves, Candela? Es invierno, pero hace sol.

Celebro el día de la madre yo sola. Voy a almorzar a algún lugar que me guste, paseo por la playa si hace buen día, y por la noche voy al teatro o algún concierto.

Mi proceso fue como muchos otros: mucho tiempo, muchas pérdidas, mucho dolor, mucho dinero y, al final, muchas deudas y ningún hijo vivo. Pero que no tenga ningún hijo vivo no significa que no sea madre. He concebido siete. A cuatro los perdí durante el primer trimestre, a tres los he tenido en mis brazos, muertos, después del nacimiento.

Se me hace muy difícil decir que no tengo hijos, cuando me preguntan, pero cuando no tengo ganas de hablar de ello lo digo así porque es más fácil. Mis siete hijos tienen nombres, tienen su pequeño espacio simbólico en casa, los amo a todos. No tengo fotografías más allá de las ecografías, ni me han mirado nunca a los ojos, ni me han llamado «mamá», pero soy su madre. No una madre como todas, pero sí un poco madre. Solo que me faltan los hijos.

Cuando digo que celebro el día de la madre no quiero decir que lo conmemore o que lo sufra; quiero decir que lo celebro. El paso de estas personitas por mi vida me ha cambiado, me ha hecho quien soy y les estoy agradecida. Celebro la ilusión que me dieron, celebro mi valentía para volver a intentarlo después del sufrimiento y también celebro mi decisión de detenerme cuando se me hizo demasiado difícil. Me celebro a mí misma, madre incompleta como soy.

Mujer, 46 años, madre incompleta de siete hijos.

bDAP202500160

Con este sello, el Institut de l'Ecoedició certifica que la
publicación de este título sigue los criterios de ecoedición:
—producción local
—uso de papel certificado FSC
—cálculo de los impactos ambientales
  y publicación de los ahorros

Puedes encontrar más información
en institutecoedicio.cat.

MOCHILA ECOLÓGICA				
Esta tabla resume el impacto ambiental de esta publicación, desde su creación hasta que ha llegado a tus manos y hasta el final de su vida útil.				
HUELLA DE CARBONO (g CO^2 eq.)	RESIDUOS GENERALES (g)	CONSUMO DE AGUA (L)	CONSUMO DE ENERGÍA (MJ)	CONSUMO DE MATERIAS PRIMAS (g)
992	48	24	28	423
142	7	3	4	53
Estos son los AHORROS que hemos conseguido generar en este ejemplar mediante criterios de ecoedición*. * Respecto a una publicación comuna.				
La huella de carbono de este ejemplar es equivalente a la huella emitida por Google durante 2 milisegundos de operación.				

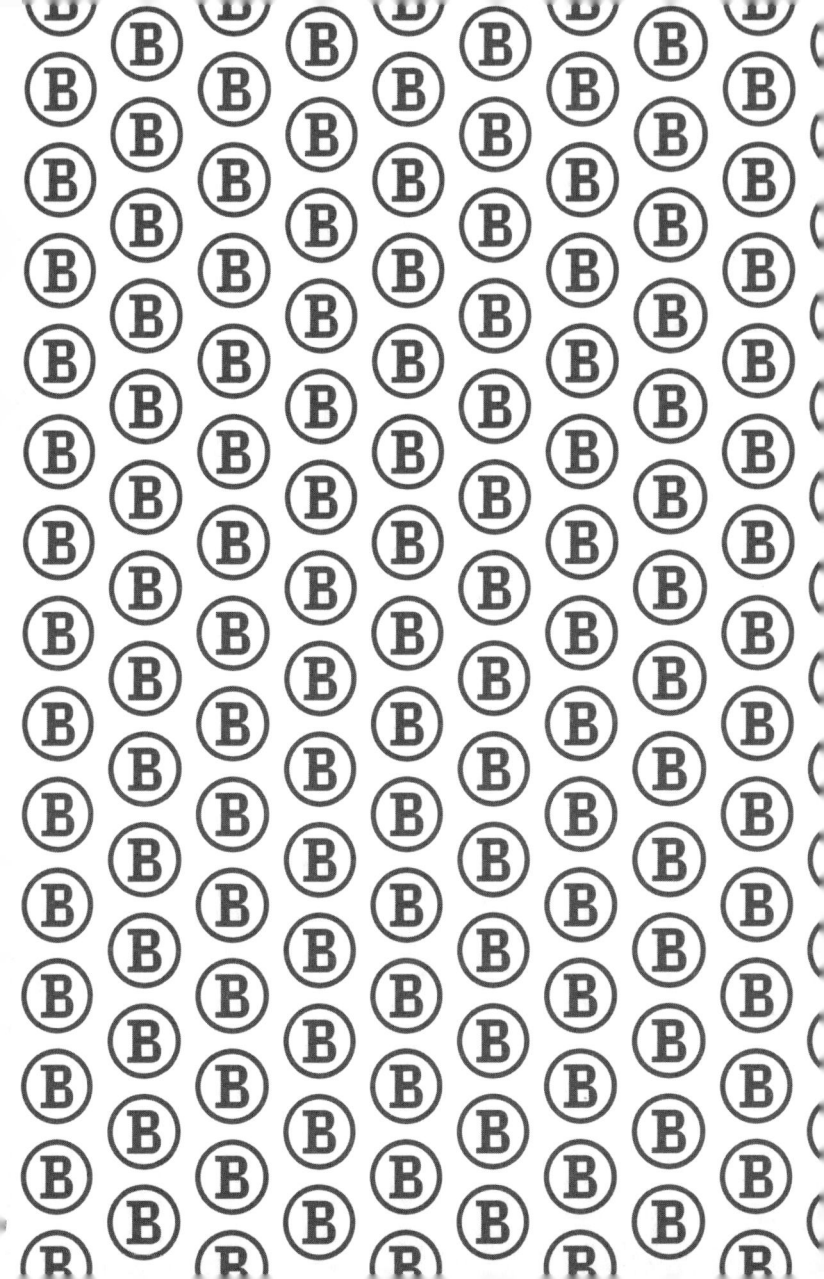

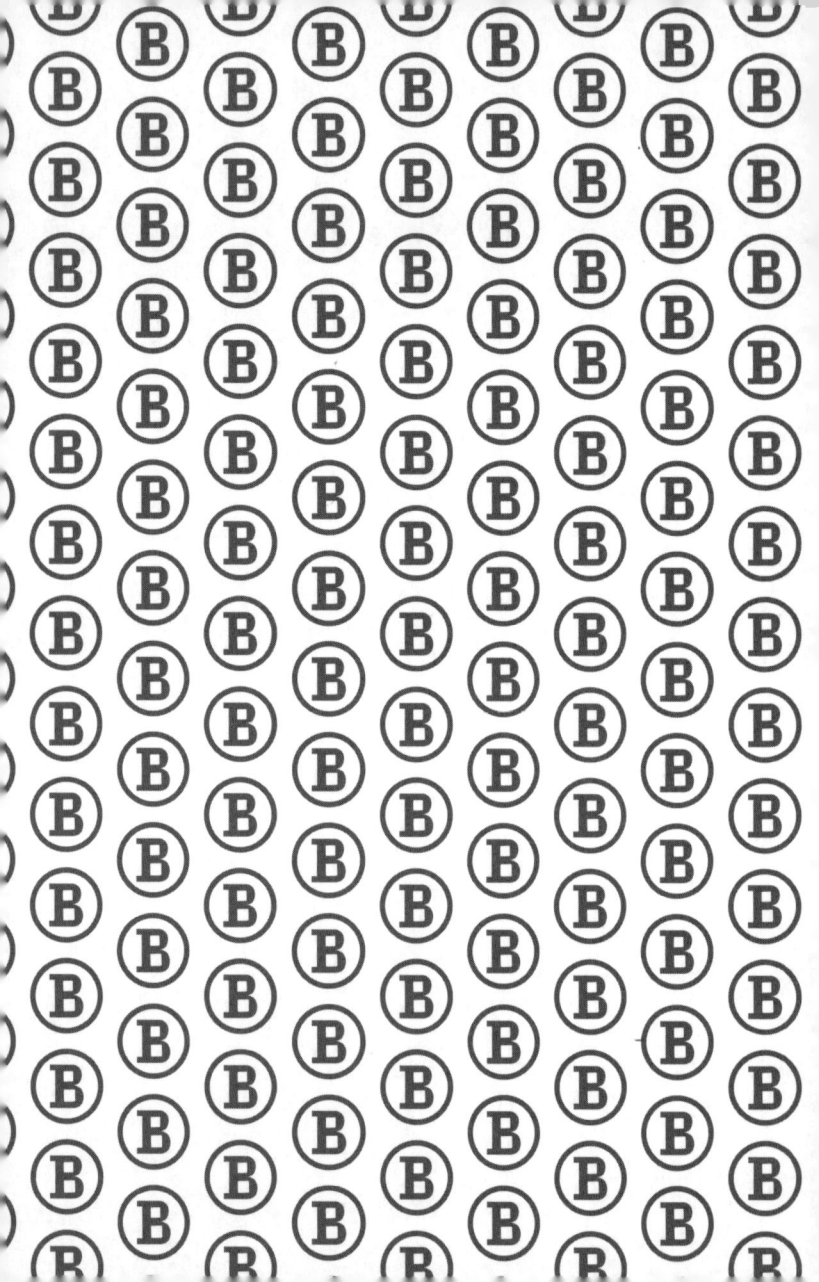

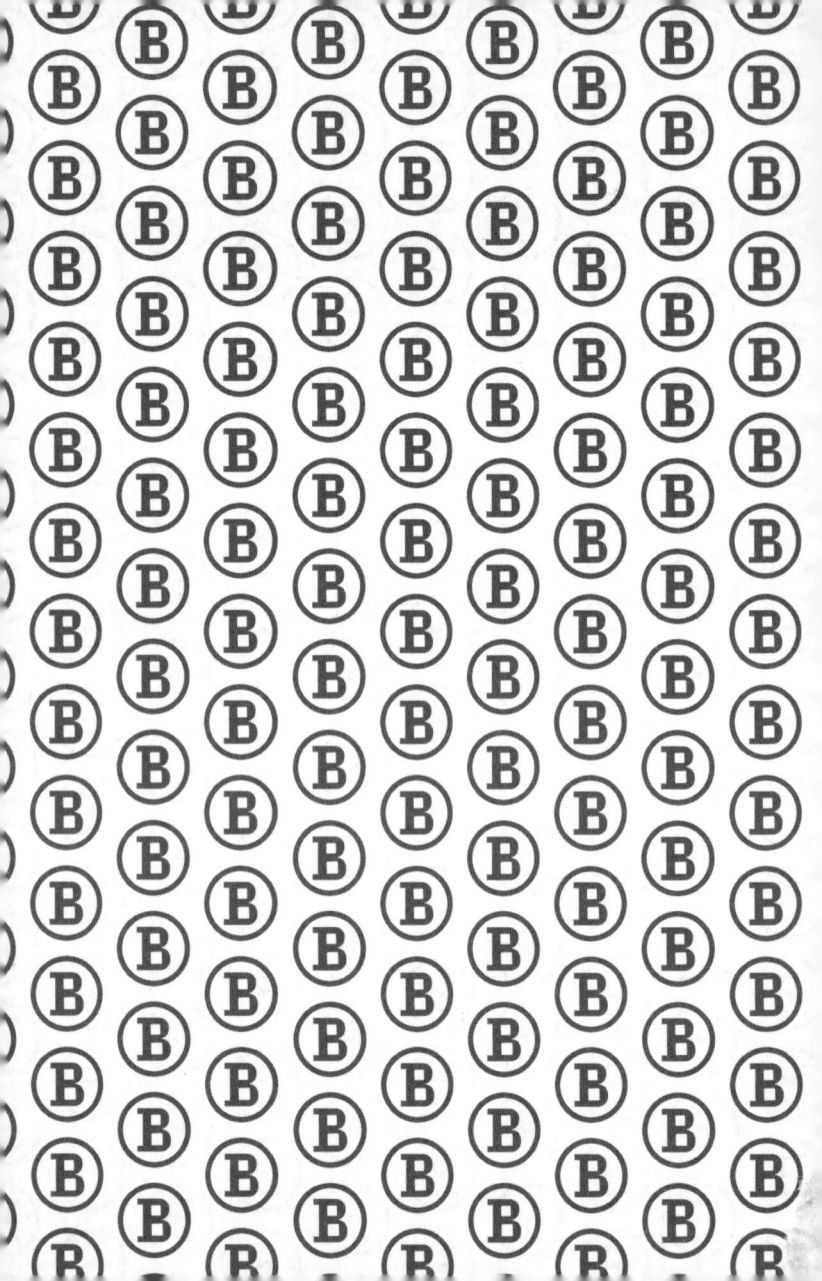